拍案称奇

奇方妙法治验录·

张存悌 卓同年 主编

U0129957

中国中医药出版社
·北京·

图书在版编目（CIP）数据

拍案称奇：奇方妙法治验录 / 张存悌，卓同年主编 . —北京：中国中医药出版社，2018.2 （2018.6重印）

ISBN 978 - 7 - 5132 - 4563 - 0

Ⅰ . ①拍… Ⅱ . ①张… ②卓… Ⅲ . ①医案—汇编—中国 Ⅳ . ① R249.1

中国版本图书馆 CIP 数据核字（2017）第 263175 号

中国中医药出版社出版

北京市朝阳区北三环东路 28 号易亨大厦 16 层
邮政编码　100013
传真　010-64405750
廊坊市三友印务装订有限公司印刷
各地新华书店经销

开本 880×1230　1/32　印张 9.5　字数 221 千字
2018 年 2 月第 1 版　2018 年 6 月第 2 次印刷
书号　ISBN 978 - 7 - 5132 - 4563 - 0

定价　49.00 元
网址　www.cptcm.com

社 长 热 线　010-64405720
购 书 热 线　010-89535836
维 权 打 假　010-64405753

微信服务号　zgzyycbs
微商城网址　https://kdt.im/LIdUGr
官 方 微 博　http://e.weibo.com/cptcm
天猫旗舰店网址　https://zgzyycbs.tmall.com

如有印装质量问题请与本社出版部联系（010-64405510）

内容提要

　　读医不如读案。本书精选古今名医具有深刻启示的奇方妙法案例 380 则，以方法独特、用药巧妙、思路新颖为特点，其共同之处是久治不愈，或寻常方药不效之病，经用奇方妙法而愈，令人不禁拍案叫绝，从而获得新思路，新启迪，进而提高医术。平淡无奇的案例不取，"诸庸常者不录"。

　　全书分为 31 个专题，每一专题简要论述其内涵与意义，注重引用经典与名医论述，名言警句迭出，帮助理解，然后罗列各案。案后附"按"，分析该案要义，点明奇妙所在，以期对读者起到启迪作用。本书富于人文色彩，多数医案系医话形式，可读性强，有情节，引人入胜。另外穿插近代名医方笺墨宝 20 余幅，十分精致，难得一见。

　　本书适合中医界人士和中医爱好者阅读，尤其是中医院校的学生会从中获得诸多启迪和裨益。

前言

前贤说，"读医不如读案"。学医犹学弈，医案犹弈谱；学医犹学书，医案犹古帖；学医犹演兵，阵图无一不当究。"熟读唐诗三百首，不会吟诗也会吟"，这个道理也适于读案与行医。

一个好的医案胜过一篇长篇大论。一个医家的理论再高，说得再好，如果没有医案可供揣摩，终究是纸上谈兵，难以得其真谛，"读医不如读案"就是这个意思。张山雷说："多读医案，绝胜于随侍名师而相与晤对一堂，上下议论，何快如之。""欲求前人之经验心得，医案最有线索可寻，循此钻研，事半功倍。"（章太炎语）这些议论都说明了学习医案的重要性。

古人编选医案是有讲究的。"每部医案中，必有一生最得力处，潜心研究，最能汲取众家之所长。"（周学海语）"变法稍有出奇者采之，诸庸常者不录。"（《名医类案·序》）"凡医案观其变化处，最耐寻味。"（《清代名医医案精华·序》）意思是说，编选医案要摘其"众家之所长"，治法有出奇之处，有变化之处才好，这样才能对读者有所启迪。"诸庸常者不录"，因为平庸无奇的案例，对读者启发不大。

应该说，大多数医案集都是遵循上述原则选辑的。典型如清初江浙名医郑素圃在编选自己的《素圃医案》时，虽然"案帙繁多"，但是"用先圣成法与治合丹溪，后人不尽眩惑之证束而庋之。独摘其尤害疑似之证，汇成四卷，用示门人。"意思是说，用先圣成法治疗，后人已经明白的案例不入选，"独摘其尤害疑似之证"成篇，用示门人。

有鉴于此，本书专门收集古今名医那些具有深刻启示的佳案，以方法奇特、用药巧妙、思路新颖为特点，其共同之处是久治不愈，或寻常方药不效之病，经用奇方妙法治疗而愈，读来不禁拍案叫绝，过目不忘，从而获得新思路，新启迪，进而提高医术。

归纳一下，本书有如下特点：

一、所选案例一定要方法奇特，用药巧妙，思路新颖，能予人启迪。

二、全书分为31个专题，每一专题起首简要论述该专题的内涵与意义，注重引用经典与名医论述，警句迭出，以助理解，然后罗列各案。

三、各案后大多附有"按"语一栏，分析该案要义，点示奇巧所在，以期对读者起到启迪作用。原案中已有按语者，以"原按"一栏保留。

四、富于人文色彩。大多数医案呈医话形式，有情节，可读性强，引人入胜。另附近代名医方笺墨宝20余幅，十分精致，难得一见。

本书资料大多源于书末"主要参考文献"中所列专著，其他零散资料则在案后注明，特此向原作者表示衷心感谢。

限于眼界，收集可能不够全面，难免沧海遗珠。"按"语文字可能不够深入，诚望高明赐教。

目录

一、求其证之所以然
——透过现象看本质

　　某青年患中耳炎，历时半年，服药近百剂，始终无效。山东中医学院教授李克绍接诊治疗，见患者舌淡脉迟，耳流清水，不浓不臭，认为脾胃虚弱，遂摒弃一切治疗中耳炎的套方套药，从补益脾胃着眼，投四君子汤加炮姜、白芷，一剂即效，3剂痊愈。（《百年百名中医临床家——李克绍》）

　　按：中耳炎服药近百剂无效，估计均是治疗该病的常用方药，主要是没有摸准本案病机。李克绍教授从舌脉症状上判断为脾胃虚弱，只用了很平常的四君子汤即收速效，关键是认证准确，从整体着眼，摒弃一切治疗中耳炎的套方套药，这一点是很有启示意义的。

　　头痛医头，脚痛医脚，对症治疗谁都会，那是低层次。张景岳指出，"见热则用寒，见寒则用热，见外感则云发散，见胀满则云消导。若然者，谁不得而知之？设医止于是，则贱子庸夫皆堪师法，又何明哲之足贵乎？嗟！嗟！朱紫难辨，类多如此。"关键在于"病有标本，多有本病不见而标病见者，有标本相反不相符者。若见一症即医一症，必然有失；惟见一症而能求其证之所以然，则本可识矣。"（《慎斋遗书》）。讲究的是"求其证之所以然"——探求导致症状的原因，亦即治病求本，"治病须治所以然，不治所以病不痊。"（《蠢子医》）尤其是要防止只见树木，不见森林，缺乏整体观的弊病。

　　"医有上工，有下工。对病欲愈，执方欲加者，谓之下工；临证察机，使药要和者，谓之上工。夫察机要和者，似迂而反捷，此贤者之所得，愚者之所失也。"（《皇汉医学·医家十诫》）所谓"察机"，即考察导致疾病的根本机理。

"见病医病，医家大忌"。"见痰休治痰，见血休治血。无汗不发汗，有热莫攻热。喘生毋耗气，精遗勿涩泄。明得个中趣，方是医中杰"（《医宗必读》）。"休、不、莫、毋、勿"，几个否定字眼俱言不要见症医症，头痛医头，脚痛医脚。

名医的过人之处，常常能在错综复杂的症状中，找出疾病的关键，"求其证之所以然"，透过现象看本质，投药自然取效，像上案李教授治疗中耳炎即是例证。再看下面案例：

---

1. 疏通月经治眼疾

唐朝皇妃术才人患有眼疾，众医不能疗治，或用寒药，或用补药，反而使脏腑愈加不和。皇上召孙思邈诊治，孙曰："臣非眼科专家，乞求不要完全责于臣。"皇上降旨曰，有功无过。孙乃诊之，肝脉弦滑，认为不是积热，乃是年壮血盛，肝血不通。遂问术才人，知道月经已三月不通矣。遂用通经之药，月经通行，眼疾亦愈。

按：仲景云"观其脉证，知犯何逆"，此症经闭导致目疾，通经乃治本之策。若仅仅着眼于目疾，自然不会有效。十问歌云："妇女尤必问经期"，此系诊治妇人病之重要环节。

2. 虫证治本祛寒湿

明代张景岳曾治少妇王某，平素喜食生冷瓜果，患了心腹疼痛之症。每次发病，几天不能进食。数年之后，病一发作则吐出蛔虫，初时尚少，后来则多至一二十条。更医多人只知驱虫，随治随生，百药不能根治。景岳据证察脉，知其伤于生冷，致使脾胃虚寒，阴湿内生。虫无湿不生，唯有温养脾胃，祛其寒湿，杜其虫生之源，方能断根。遂用温脏丸温中健脾，药尽而病除。

按：虫无湿不生，湿气乃致病关键。医人只知驱虫，难免随治随生，永无宁日。景岳温养脾胃，祛其寒湿，杜其虫生之源，方是治本之道。

3. 暑痢求因用姜附

明代有陆姓病人七月间患病血痢，便血日夜一百余次，肚腹绵绵作痛。请了多位医生都用黄芩、黄连、阿胶、粟壳等治痢之药，均无效果，其病反而加剧。家人惊怖，邀请名医刘宗序诊治，刘诊脉后说：这是脾胃受伤，若用寒凉，病安得愈？投以四君子汤加干姜、附子，当晚其病减半，旬日而愈。有人问其缘故，刘曰：病人夏月食用冰水瓜果太多，致使脾胃伤冷，法当益气温中，四君子汤为益气之剂，干姜、附子则系温中佳品。

按：治病必须审因论治。痢疾确实湿热多见，然而也有犯于寒湿者，切忌先入为主，知常而不能达变。

4. 呃逆系由津液涸

章太炎与恽铁樵为文朋医友，亲朋有病经常介绍到恽处就诊。有一次，太炎之兄章椿柏生了一场重病，年纪已 76 岁，呃逆 6 昼夜不止。手足肿胀，头面亦肿，舌干，烦躁，病势颇险。太炎邀恽铁樵诊之。当时，医生们均主张用治呃常用方丁香柿蒂汤治之。恽氏诊后坚决反对，认为病人呃逆系由年高久病，津液涸干所致，不同

章太炎手书楹联

于一般呃逆，用丁香柿蒂类套方必然无效。主张用犀角地黄汤凉血润燥。椿柏亦通医，认为是方不合常理，不敢服用。但碍于太炎先生的面子，勉强吃了一剂。孰料，当夜即酣睡通宵，翌晨呃逆轻减，浮肿亦渐退，继经调理而愈。

按：呃逆者，气逆之症，用丁香柿蒂汤治之，确为常用方。但此例恽氏诊后，认为不同于一般呃逆，系由年高久病，津液涸干所致。选用犀角地黄汤竟收捷效，证明辨治准确。

5. 术后久呃一药解

1955年秋冬，中央"四老"之一，时任中央人民政府秘书长的林伯渠患前列腺肥大症，施行前列腺摘除手术。术后呃逆不止达47天。除用西药、针灸以外，进中药旋覆代赭汤、丁香柿蒂汤均无效。当时林老已69岁高龄，久病体衰，加之手术以后频频呃逆，不能进食，不得休息和睡眠，危在旦夕，曾两次下过病危通知。周恩来总理十分焦急，亲自组织中医专家抢救，从上海调到北京工作不久的章次公先生临危受命。次公诊了脉象，查了病情。总理问道："林老的病怎么样？"次公说："没有想象的那么严重。"总理接着问："根据什么？"答说："从四诊分析，神不散，气不竭，脉不乱。"总理又问："这病怎么治？"次公说："呃逆不止，是由于胃气上逆。脾主升，胃主降。脾主运化，输布精微，胃主受纳，腐熟水谷。今胃气久虚，升降失常，呃逆频作，水谷不进，后天之本已衰。当务之急是养其胃气，恢复和增强胃的功能。但光靠镇逆不行，需扶其正气，徐徐调之。"于是拟方用别直参炖汁，少量频服。另用糯米熬成稀粥，嘱护士用小勺进于舌面让病人慢慢吞咽。当晚，呃逆渐减，周总理闻后大喜，毛主席知道后也对人说:"我早对你们讲过,中医不比西医差嘛,你们还不信。"

　　按:此案与上案异曲同工。术后呃逆47天,章氏认为"当务之急是养其胃气,恢复和增强胃的功能。但光靠镇逆不行,需扶其正气"。方用一味别直参炖汁,少量频服,加以糯米粥食疗,终于起此危症。别直参当系高丽参。

6. 紫雪散治关节炎

　　京师名医施今墨曾治满蒙王族一位妇人,关节疼痛、发热,前医屡进羌活胜湿汤、独活寄生汤,越服疼痛愈甚,日夜号叫,发热一直不退。施今墨出诊时见其面色红赤,唇舌焦裂,目睛有血丝,脉象洪数。疼痛不安,辗转反侧凄声哀叫。施诊后断为热痹,知是前医不知热痹之理,屡进辛燥祛风之药,致使火势日燔,血气沸腾。于是处方:紫雪散一钱顿服。服后疼痛稍止,遂改为每日二次,每服一钱。此后

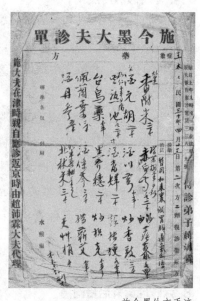

施今墨处方手迹

号叫渐歇,发热亦见退减。此时有他医说,痹证为风、寒、湿三气杂合而致病,紫雪散为寒药,再服下去,必将转重,而且寒药服多了令人发瘢。患者停服紫雪散,改服他方。不料服后疼痛又重,发热复起,只好再请施今墨诊视,处方仍是紫雪散一钱,日服二次,以后每次增加一钱,随着药量增加,疼痛锐减。数日间共服紫雪散

二两多，发热疼痛均愈，后改活血理气之药调养善后。

　　按：紫雪散本为清热良方，用之治痹少见。施今墨变通用之，颇见功力。紫雪散内含麝香，通窜之力最强，痹证因火热煎熬凝涩不通而致痛，用紫雪散凉之，以麝香之力通之，此施氏治疗热痹之独特经验。

7. 整体观念治目疾

　　宁波眼科名医姚和清医术高超，门庭若市。一日，有双目红赤患者来诊，诊治一周，未见进展，和清先生急矣。经再三探问，知患者尚有内疾。和清先生深信范文甫先生医术，乃谓之曰：你有内疾，可请范老先生治之。

　　先生诊之，断为肺火上蒸，随拟麻杏石甘汤全方，连服三剂，目疾即愈。姚乃拜访范老，问内科方何以能疗目疾？先生答曰："中医之整体观念，辨证论治也，眼科医者亦不可惑也。"和清先生从此勤于经典，熟读《内》《难》，也常用内科方治目疾而获奇效。其侄姚渭木欲习眼科，命其拜范老为师，先攻内科，再专目疾。(《范文甫专辑》)

8. 六味地黄丸治贲门癌

　　编者同事宋医生 1992 年在病房收治了一例贲门癌患者，辛某，女，50 岁，工程师。10 个月前无明显诱因出现吞咽困难，进行性加重，近半月来饮食不下，食入即吐，就诊于某肿瘤医院。经检查确诊为"贲门癌"。行开胸切除术，术中见肿瘤已满布全胃，并侵及胃及胰动脉，无法切除而关胸。予灭吐灵、爱茂尔等药物对症治疗，效果不佳。通知家属最多只能活 1～2 个月。无奈求治于中医，师妹接诊：吞咽困难，食入即吐，形体消瘦，兼见五心烦热，舌瘦小黯红，形如猪肝，无苔，脉见细数。纵观脉证，认证为肝肾阴虚，横克脾胃，胃失和降，胃气上逆所致。实属正虚邪实，虚实夹杂之证。故立滋补肝肾，和胃降逆之法，标本兼治。予六味地黄丸加味：熟地40g，山药20g，山萸肉20g，茯苓15g，丹皮15g，泽泻15g，代赭石50g，旋覆花15g（包煎），花粉20g，水煎服，因吞咽困难，服药难下，嘱患者少量代茶呷饮。连服6剂后诸症明显减轻。又守方10余剂，呕吐及手足心热症消失，吞咽已顺利，日能进食约5～6两，继续守方百余天，病情稳定出院。随访半年，病未复发，一般状态尚好，能坚持半日工作。（《关东火神张存悌医案医话选》）

按：坦率地说，宋医生没治过癌症，也不知道哪些中药能抗癌。但她的中医功底深厚，辨证论治的本事手拿把掐，按四诊所得，辨为肝肾阴虚，脾胃失和，选方六味地黄丸加味，用药仅9味，没用一味所谓抗癌套药，竟将此手术未能切除的贲门癌治得十分成功，靠的是纯中医的工夫，辨证的工夫。

9. 从痰论治不孕症

张某之女，数年不孕，月事不以时至，饮食亦少。春间忽患咽痛，人以为感冒瘟疫，凡解毒散风、消火凉血诸药无所不施而喉痛如故。乃求介休县儒医王蓉塘诊治，其脉沉而滑，恐喉中肿烂，以箸按其舌而视之，则痰核累累如贯珠，白喉连及上腭。乃笑曰："如此不着紧病，乃累赘至是乎？头不痛，鼻不塞，非感冒也；项不肿，喉不闭，非瘟疫也；不渴不热，非火也；不汗不昏，非风也。此乃痰热上潮，结而成疮形，按之软而滑，其痛若口疮。况病者体素肥，痰膜凝结，故数年不孕，月事不至。但去其痰则血络通，不惟止喉痛，即月事亦当至也。"以芩连二陈汤示之，告曰，"二服喉痛自止，再合加味二陈丸一料，时常服之，不半年必更壮矣。"迨戊午春天，王于宗人处见张某至，急揖谢曰："小女病诚如君言，今已抱子矣，鄙亲家亦极感谢。"（《醉花窗医案》）

按：不孕症多从疏肝补肾着眼，然则本案从病体肥胖，脉沉而滑，喉中痰核累累等症辨出痰热为患，不仅治好喉中肿痛，且能通经乃至受孕，信是高手。

10. 补中益气汤治面瘫

夏秋间，一青年农民饭后在树荫下午睡，醒后突觉左侧面部麻木不仁，口眼㖞斜，急找北京房山刘凤英医师诊治。刘未细辨，照例开牵正散5剂，药后症未好转，又投了三剂，病情依然如故。乃详问病情，方知患者曾有两年之久的腹痛、泄泻病史，现症口角流涎，倦态乏力，自汗腰酸，口淡纳少，腹部虚胀，形寒肢冷，少气懒言，舌质淡，苔薄白润。证脉合参，恍然大悟，此乃久泻中气虚损，又卧阴湿之地，重伤脾胃，卒感邪风所致，于是改予补中益气汤加少量牵正散每日一剂，经半月大获全效。

此后又治疗与上述相同病因十几例面瘫病人，年龄均在20～30岁之间，用同样方法治疗，均治愈。由是体会到临证要审证求因，不能拘于一方一法，以免贻误。（《岐黄用意——巧治疑难杂症》）

按：面瘫一症，大多用牵正散，已成常规。但是本例口淡纳少，腹泻经年，口角流涎，倦态乏力，一派脾虚湿盛之象。单治面瘫，未调整体状态，病情依然如故。此乃只见树木，不见森林，忽视了整体状态的影响。此案与本文开头李克绍教授用四君子汤治中耳炎案有相通之处。

11. 补中益气汤治瘙痒

患女刘某，年20岁。患皮肤瘙痒年余，求治于湖南省雷声远医师。述说初起病于四肢，继至全身，形如针眼小疹，奇痒难麻，每次发病后伴有上腹部痛，纳差，呕吐，曾2次以过敏性皮炎、胃炎住院，但出院未至半月再作。后改服中药，几经易医，均以上述病因治疗，药进百剂而无效。雷医师观其小疹布及全身，奇痒难耐，心烦不安，面色不华，舌淡胖，苔薄白，大便溏而腹部绵绵喜按，脉沉无力。拟用补中益气汤加高良姜，重用参芪，药进五帖，其病若失。(《岐黄用意——巧治疑难杂症》)

按：皮肤瘙痒多因风、湿、热、虫、血虚与血热所致，然气虚者也非鲜见，雷医师屡以补中益气汤治之，效若桴鼓。此案与上案以补中益气汤治疗面瘫，有异曲同工之妙。

12. 六君子汤治遗精

湖南茶陵陈华医师用六君子汤治疗遗精，屡获良效。1974年夏日曾治欧某，患遗精已经数年，多则二日一次，甚则每天皆作，若与女人同坐则自遗涟涟。常感神疲乏力，纳差便溏，记忆力减退，经西医多次检查无异常发现。舌淡无华苔白而腻，脉濡不数。辨为脾虚湿盛，投六君子汤加藿香6g，砂仁6g，服三剂见效，九剂而愈。追访两年疗效巩固。又以此法治年轻村民李某，服十余剂遗精亦止，次年喜添千金。(《岐黄用意——巧治疑难杂症》)

按：遗精之疾，多责之肾家，理当固涩为法。然临证千变万化，不可拘泥。仲师曰："观其脉证，知犯何逆，随证治之"。虽然遗精，但纳差便溏，神疲乏力，显系脾虚湿盛之证，陈氏说："余所以治脾者，其义就因于此。"

二、立根原在中医中
——坚持辨证论治原则

　　中国中医研究院何绍奇先生曾治一女孩，左眼珠上有一芝麻大小之凹陷，遂来求治。何视之，乃角膜溃疡，然而素无经验，勉力开出一清热解毒方，参以菊花、蒙花类眼科套药。服用几剂，毫无寸效。其人另请眼科王汝顺医生诊治，王处以补中益气汤10剂。何想，溃疡乃炎症所致，安可用补？颇不以为然。不意服10剂后，溃疡已经愈合。何乃俯首心折求教于王，王说："溃疡云云，我所不知，我但知'陷者升之'四字而已。"

　　按：角膜溃疡确属炎症，但那是西医说法，按西医治法，应该消炎。但从中医看来，此属"凹陷"，按中医论治原则，当以"陷者升之"为法，用补中益气汤取得预期疗效。疗效才是硬道理，孰对孰非，自有公论。

　　中医是中国的国粹，中医首先要姓"中"，即保持和发扬中医的传统优势与独有特色。辨证论治就是这种优势与特色的最根本体现，也可以说是中医的灵魂，中医的根，舍掉辨证论治也就不成其为中医了。然而自从西学东渐，中医与西医发生碰撞以来，中医的诊断方式、用药思路、研究方法等越来越多的带上了西医色彩，中医变得有些不像中医了。很多人跟着西医的诊断和化验指标跑，搞对号入座，见到炎症就清热解毒，是高血压就平肝潜阳，治肿瘤一概用白花蛇舌草、半枝莲……置辨证论治于脑后，那叫"数典忘宗"，或曰"忘本"。说揶揄点，这是"捡了芝麻，丢了西瓜"。

　　不要跟着西医跑。许多名医对此都大声疾呼，坚持辨证论治原则，坚守中医阵地。范文甫先生说："我人治病，应重在辨证论治，可不必斤斤于病名之争。""为医首要认清了证，方能治得好病，病名可不必强求。若必要先具病名而后言治，则当病情模糊时，岂将置之不医乎！"

谢海洲先生也说："勿为病名所惑，切记辨证论治。症无大小，均需辨证才可施治；病有难易，亦唯辨证方能收功。临证之时，切勿为西医病名所惑，亦无论其有名无名，不管其为综合征抑或症候群，辨证论治四字，足矣。"

立根原在中医中。被西医牵着鼻子走，永远是一个蹩脚的中医。下面案例均系西医诊断之病，且看名医怎样坚持辨证论治，摒弃中医西化的处方套路，取得显著疗效的。

1. 大剂附子治疗肺脓疡

云南名医吴佩衡先生曾治患者海某，女，19岁。因剖腹产失血过多，输血后突然高烧40度以上。经用青、链霉素等治疗，体温降低，一般情况反见恶化，神识昏愦，呼吸困难，白细胞高达2万以上，邀吴佩衡会诊。

患者神志不清，面唇青紫灰黯，舌质青乌，鼻翼煽动，呼吸忽起忽落，指甲青乌，脉弦硬而紧，按之无力而空。辨为心

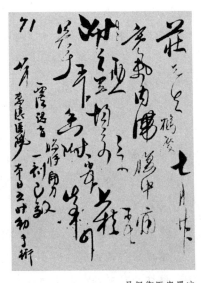

吴佩衡医案墨迹

肾之阳衰弱已极，已现阳脱之象。治宜扶阳抑阴，强心固肾，主以辛热大剂四逆汤加肉桂：附片 150g，干姜 50g，肉桂 10g（研末，泡水兑入），甘草 20g。药后咳出大量脓痰，神识较前清醒，舌尖已见淡红，苔白滑厚腻，鼻翼不再煽动，脉象同前。前方加半夏 10g，茯苓 20g，甘草减为 8g。三诊时神清，唇舌指甲青紫大退，午后潮热，仍有咳喘，咯大量脓痰，脉弦滑。前方出入，附片用至 200g，此后病入坦途，诸症均减。经 X 线检查，双肺有多个空洞，内容物已大半排空。细菌培养，检出耐药性金葡菌，最后诊为"耐药性金葡菌急性严重型肺脓疡"。仍以附片 150g，干姜 50g，陈皮 8g，杏仁 8g，炙麻茸 8g 善后，一周后痊愈。（《吴佩衡医案》）

按：如此凶险之症，若从白细胞 2 万，咯吐大量脓痰、肺脓疡等入手，从金葡菌严重型肺脓疡之诊断着眼，一般医家很可能陷入"痰热蕴肺"的认识中，用些石膏、黄芩之类清肺套方套药，那就很难想象后果如何了。焦树德先生曾谓：中医临床是不需要西医辅助检查的，看病只要凭望闻问切就可以。问题是你是否真正掌握了望闻问切的真谛。吴氏有识有胆，不为西医诊断和化验指标所迷惑，辨证确认为心肾阳衰已极，已现阳脱之象，毅然用大剂附子、干姜等热药回阳救逆，起死回生，确非常医所及，令人钦佩，无疑这是辨证论治精神的胜利。

2. 温肾健脾治肺炎

任某，男，71 岁。发热咳嗽半月，用青链霉素治疗两周无效，于 1979 年 12 月 1 日来我院门诊就医。体温白天在 38℃以上，凌晨 1～3 点高达 40℃。咳嗽，吐黄痰，口苦，喜热饮，喜重衣厚被，食少便溏，血象：白细胞 18.3×10^9/L，中性 88%。经 X 线透视，诊为"左下肺炎"。患者面色晦暗，形瘦神疲，舌质淡蓝，苔黄腻，脉细数而有间歇。按中医辨证，面色晦暗，形瘦神疲，畏寒喜暖，为阳虚阴盛；口苦吐痰黄浊，苔腻多津，为虚阳上浮所致；子夜后阴虚更甚，逼阳外越，故体温升高；舌质淡蓝，脉细数无力而间歇，亦为阴盛阳浮之象。治宜温肾健脾，化痰止嗽，处方：

附子 25g，干姜 10g，党参 25g，白术 15g，陈皮 10g，半夏 10g，油桂 3g（冲），杏仁 12g，冬花 15g，紫菀 12g，百部 15g，破故纸 15g，菟丝子 15g，甘草 3g。服药三剂，体温降至38℃以下，咳嗽减轻，精神好转，饮食稍增，大便仍溏。继服三剂，体温恢复正常。胸透：左下肺仍稍有阴影。再服三剂，肺部阴影消失，食纳好转。上方去杏仁、冬花、百部，加焦三仙、藿香、草蔻各 12g，调理而安。(《河南中医》1982第4期·李统华治案)

按：面对"肺炎"诊断，体温达40℃，白细胞18.3×10^9/L 的局面，如若跟着西医跑，恐怕要用清热泻火之药治之。李氏不为检测指标所惑，坚持"按中医辨证，面色晦暗，形瘦神疲，畏寒喜暖，为阳虚阴盛；口苦吐痰黄浊，苔腻多津，为虚阳上浮所致；子夜后阴虚更甚，逼阳外越，故体温升高；舌质淡蓝，脉细数无力而间歇，亦为阴盛阳浮之象"，层层解析，勘破阴霾，断为阴盛阳浮之证，方用四逆汤合六君子汤加减，不但症状消失，而且肺部阴影亦消失，完全治愈。

3. 真武汤治疗糖尿病

宗某，女，47岁。患糖尿病13年，1975年、1981年曾2次住院治疗，症状有所改善。1983年3月求诊：面色萎黄，全身乏力，善饥多食，口渴多饮，尿频口甜，四肢逆冷，脉沉无力，舌苔白腻，舌质淡。空腹血糖 17.54mmol/L，尿糖（+++）。辨为脾肾阳虚，急救其阳，真武汤合四逆汤加减：附子 20g，茯苓 50g，白芍 100g，白术 50g，干姜 20g，桂枝 50g，麻黄 20g。

2 剂后口渴大减，四肢得温，诸症改善，效不更方，连服 4 剂，空腹血糖 4.44mmol/L，尿糖正常。后以金匮肾气丸口服 1 个月，随访 3 年来未见病情反复。（《当代名医临证精华·消渴卷》："漫云口渴多燥热，每需温阳用真武"）

按：桑氏注意到很多消渴病人，久施养阴清燥套药套方罔效。细审其证，并无阴虚之象，虽见口渴无舌红少津，反多舌淡齿痕、苔滑之象。且每多阳衰诸症，其口渴者乃因肾阳虚衰，气不化津，津不上达所致；有降无升，故小便清长；脾不散精，精微不布，随小便排出，故多食善饥。对此《金匮要略》已有明文："男子消渴，小便反多。以饮一斗，小便一斗，肾气丸主之。"以药测证，显系肾阳虚衰，不能蒸腾津液，气虚不能化气摄水。治宜温肾健脾以化饮，消除致渴之源。

临证凡消渴无明显热证，舌不红者，桑氏皆以真武汤治之。体会用量过小则杯水车薪，无济于事。附子用量多在 20g 以上，最多用到 50g 方可奏效。茯苓、白术亦多在 50～100g。对于阳虚而阴竭者，需配人参气阴双补，神而明之。

本例病人久病体衰，肾气亏馁，气不化津，津凝液敛，表现为一派津液不布之证。以真武汤治之，摒弃一切治疗糖尿病套方套药。

4. 补中益气汤治骨蒸劳热

（1）山西名医李可曾治刘某，女，22 岁。患干血痨双肺空洞型结核 3 年，骨蒸劳热，昼夜不止半月。双颧艳若桃李，口苦，舌光红无苔，干渴能饮。四肢枯细，羸瘦脱形，似乎一派阴虚火旺之象。投以清骨散加龟甲、黄芩、童子尿为治，一剂后竟生变故，患者大汗肢厥，呃逆频频，喘不能言，脉微欲绝，已是阳虚欲脱之症，急用四逆汤合来复汤，大剂频服，方得脱险。且持续3年之久的骨蒸劳热也得以控制。由此认识到，"骨蒸劳热，乃气血大虚，阳失统摄之假热，绝不可见热投凉，见蒸退蒸。自此之后，余终生不用清骨散之类治骨蒸劳热之套方。"（《李可老中医急危重症疑难病经验专辑》）

按：由本案李可认识到，"丹溪翁创'阳有余阴不足论'600多年间，历代中医皆宗丹溪之旨治痨瘵，从阴虚火旺立论，滋阴降火，清热退蒸，甘寒养阴，濡润保肺，已成定法。亢热不退者，则以芩连知柏，苦寒泻火坚阴，终至戕伤脾胃之阳。脾胃一伤，食少便溏，化源告竭，十难救一。"

"本例的深刻教训，使余毅然脱出了古人滋阴降火的窠臼，确立了'治痨瘵当以顾护脾肾元气为第一要义'的总治则。重温仲景'劳者温之'之旨，理血痹以治虚劳之法，及东垣先生《脾胃论》精义，以补中益气汤为基础方，补土生金，探索治痨新径。"摸索出用补中益气汤为主治疗肺结核骨蒸劳热的成功经验："以补中益气汤甘温除大热，重加山萸肉90g，乌梅30g，生龙牡粉各30g，三五日转轻，半月退净。待胃气来复，食纳大增，增入血肉有情之品，胎盘、龟鹿二胶、蛤蚧、虫草生精补髓，养血温阳，虽奄奄一息者亦有起死回生之望。"

（2）某女，24岁。双肺空洞型肺结核一年，经闭5个月，已成干血痨症。骨蒸潮热，午后阵作。咯血不止，面色㿠白，唇指白如麻纸。毛发枯焦，四肢枯细，身瘦脱形。动则喘息，夜不能卧。食少便溏，黎明必泻。虽在酷暑，仍觉怯寒，四肢不温。认为脾肾元气衰微欲脱，不可以结核为由，妄投滋阴降火套方。当以先后天并重，投以补中益气汤加味：黄芪 30g、红参（另炖）、五灵脂、白术、当归、肾四味各 10g，柴胡、升麻各 3g，炙甘草 10g，山萸肉、谷麦芽、乌梅各 30g，油桂 2g 冲，胡桃肉 4 枚。两煎混匀，得汁 150ml，日分 3 次服。服 3 天停一天，连服 25 剂。潮热退净，汗敛喘定，胃口大开，晨泻亦愈，咯血偶见。原方加山药 50g，另以三七、白及各 3g，虫草 5g，研粉冲服。续服半月后，面色红润，咳嗽、咯血已止，已无病象。继续调理至双肺空洞愈合钙化。（《李可老中医急危重症疑难病经验专辑》）

按：如此辛热燥烈大剂，仅一味山萸肉敛阴固脱，3 年之久之骨蒸劳热竟未再发。再次证明骨蒸劳热乃气血大虚，阳失统束之假热，绝不可见热投凉，见蒸退蒸。

5. 益气温阳治疗肺结核

（1）徐某，男，18 岁，学生。1978 年元月因低热咳嗽住某医院，X 线胸部摄片诊断为"左下胸膜炎伴少量积液"。长期应用抗结核药、抗生素等，胸水大致吸收，形成包囊性积液。6 月 12 日，突然高热畏寒，头痛剧烈，经 X 线检查，见两肺有均匀、弥漫的细小颗粒状病灶，左肺炎症部分有不规则透明区，体温 39.8℃，白细胞 7.8×10^9/L，血沉 20mm/h，脉搏 100 次/分。诊断：①结核性胸膜炎。②急性粟粒性肺结核。治以链霉素、利福平等，并用杜冷丁控制头痛，效果不显，精神萎靡，食纳极差，呼吸急促。已下病危通知，邀李统华教授会诊。

时值炎夏，患者身盖厚被，面色㿠白，形瘦神疲，语言低沉，自述头痛剧烈，食纳极差，唇舌俱淡，舌根苔黄黑而润，脉细数无根。《伤寒论》曰："病人身大热，反欲近衣者，热在皮肤寒在骨髓也。"患者炎夏厚被，精神萎靡，实为肾阳虚衰、阴寒内盛之真寒假热证；肾阳为一身阳气之根，肾阳不足，不能温煦脾阳，则脾阳亦衰，是以食少形瘦；因气血生化不足，故面色㿠白，唇舌俱淡，语音低沉；阴盛阳浮，故头痛剧烈，体温升高；舌根苔黄黑而润，脉细数无根，为阴极似阳之象。治宜益气养血，急温少阴。处方：附子15g，干姜9g，黄芪30g，党参15g，白术12g，安肉桂1g（冲），陈皮9g，半夏9g，云苓12g，当归9g，甘草8g。每日一剂。

连服6剂后，阳气来复，体温降至36.8℃。头痛消失，换盖薄被，食纳稍增，但睡眠不佳。上方加枣仁15g，合欢皮15g，五味子15g。服药一周，体温在正常范围内，夜已安寐，但仍食少腹胀。上方加代代花10g，麦芽15g，继续调理。（《河南中医》1982第4期·李统华治案）。

按：肺结核古称"痨病"，为"风、痨、鼓、膈"四大绝症之一。方书多以阴虚劳热视之，治以"滋阴降火，清热退蒸，甘寒养阴，濡润保肺，已成定法"，如上案李可所说。但本案从临床实际出发，摒弃传统认识，判"为肾阳虚衰、阴寒内盛之真寒假热证"，处以益气温阳之法，用方含有四逆汤、六君子汤之义，取效可靠。

（2）杨某，男，18岁。结核性胸膜炎9个月，近日突然高热畏寒，体温39.8℃。胸部X线显示：急性粟粒性肺结核并结核性胸膜炎。白细胞计数$7.8×10^9$/L。抗结核治疗，效果不显。由李统华教授会诊：精神萎靡，形体消瘦，呼吸急促，面色㿠白，口唇淡白，舌淡胖，边有齿痕，苔薄白润，脉细数无力。虽值夏日，仍觉不温，身覆厚被。诸症合参，认为肾阳虚衰，阴寒内盛，虚阳外越。治宜急温少阴，益气摄阳，处方：炙附子 15g，干姜 9g，肉桂 1g（研末，冲服），黄芪 30g，党参 15g，茯苓 12g，白术 12g，半夏 10g，陈皮 9g，甘草 3g。6 剂后体温降至 36.8℃，续服一周，体温正常。(《河南中医》1982 第 4 期·李统华治案)。

按：本案与上案类似，说明肺结核出现阳虚假热之象，并非偶见。

6. 温氏奔豚汤治高血压

胡某，女，46 岁。患肾性高血压 5 年，低压在 110～120mmHg 之间。近 3 年异常发胖，食少便溏，呕逆腹胀，头晕畏寒，足膝冰冷。近一月服羚羊粉后，常觉有一股冷气从脐下上冲至咽，人即昏厥。约三五日发作一次，其眩晕如腾云驾雾，足下如踩棉絮，形胖而无力。腰困如折，小便余沥，咳则遗尿，时有咸味痰涎上壅。常起口疮，头面自觉轰轰发热，中午面赤如醉。舌淡胖，苔白腻，脉洪不任按，久按反觉微细如丝。脉证合参，认为阴盛于下，阳浮于上，上热是假，下寒是真。治当益火之原，以消阴翳。投予温氏奔豚汤，附子用 30g，另加吴茱萸 15g，肾四味 60g，生龙牡、灵磁石、煅紫石英各 30g，山萸肉 30g。加冷水 1500mL，文火煮取 600mL，日三服。3 剂后，尿量增多，矢气较多，腹胀大减。头已不晕，不再飘浮欲倒，腹中觉暖，已无冷气上攻。继服 10 剂，诸症均愈，血压正常。(《李可老中医急危重症疑难病经验专辑》)

按：高血压病，一般都按阴虚阳亢论处，治以平肝潜阳之法，落入西化窠臼之中，放眼医林，多半如此。本例李可根据症状，判为阴盛阳浮，治以益火消阴，不仅症状平伏，而且血压也降至正常，予人启迪。

温氏奔豚汤组成：附子、肉桂、红参、沉香、砂仁、山药、茯苓、泽泻、牛膝、炙草。功用：主治肝脾肾三阴寒证；奔豚气；寒霍乱，脘腹绞痛；气上冲逆，上吐下泻，四肢厥逆，甚则痛厥；寒疝；水肿鼓胀等症。

7. 温补脾肾降血压

陈某，男，60岁。高血压已20余年，近3个月眩晕耳鸣加重，头面烘热，动则心慌，气不得续，纳差，渴不欲饮，神疲嗜睡，四肢酸困，下肢发凉，血压波动于180～188/105～113mmHg，望其面红如妆，舌淡，苔薄白，脉沉细无力。辨为脾肾阳虚，气馁阳浮，投以温补脾肾，益气摄阳，佐以健脾开胃之剂：炙附子25g（先煎），干姜10g，肉桂6g，党参15g，茯苓12g，白术15g，山药20g，陈皮9g，炒杜仲15g，续断15g，焦山楂15g，炒麦芽15g，甘草5g。3剂后，眩晕减轻，头面烘热大减，血压降至158/105mmHg，下肢发凉亦减，续服9剂，头晕消失，耳鸣减轻，血压降至135/83mmHg（李统华治案）。

按：本例高血压，一派脾肾阳虚之证，另有头面烘热、面红如妆之气馁阳浮之象，因用四逆汤合六君子汤温补脾肾治本，另选肉桂引火归原，炒杜仲、续断补肾，焦山楂、炒麦芽开胃，血压降至正常，症状亦减。

8. 附子理中汤治肺癌

潘某，男，54岁。初病全身发抖发冷，冷后发热，某医院治疗，先后服中、西药治疗皆无效。咳嗽、喘促，病势严重，透视检查，肺上有阴影（空洞），经一月治疗，咳、喘告愈出院。事隔三月，右边乳房痛，反射至背脊骨都痛，咳嗽吐痰，痰中带血，经CT、化验确诊为肺癌，患者不愿手术，请唐氏出诊。唐讲我治不好癌症，亦反对以毒攻毒治法，应针对现有症状，以减少患者痛苦为主，然后在此基础上扶正祛邪，延长生命。

初诊：患者已卧床不起，每天叠被倚床而坐，不能下地，咳嗽气紧，吐白泡沫腥臭且带血丝涎痰，全身无力，面容灰黯，两眼无神，鼻、唇色青，声音细微，呼吸喘促，恶寒特甚，虽是夏天犹穿棉袄，有时又觉心内潮热，不思饮水，喜热食，两足通夜冰凉，头项强痛，舌淡苔白腻，脉沉细。综观所有症状全属阳虚，其肺癌因阳虚引起。中年以后，身体渐衰，寒凝气滞，水湿不行，以致出现上述诸种症状。对症治疗，宜先平喘止咳，以麻黄附子细辛汤加味治之：麻黄10g，附片80g，辽细辛5g，桂枝20g，干姜40g，甘草60g，良姜20g，半夏30g。附片先煎熬一小时，有麻黄、桂枝、细辛时皆忌吃油脂、蛋类食品。

服药2剂后，咳嗽、气促、疼痛有所减轻，考虑痰中带血，以炮姜易干姜，复就上方加重剂量治之：麻黄15g，附片100g，辽细辛8g，桂枝30g，良姜50g，炮姜50g，甘草80g。

服上方3剂后，咳、喘减轻，痰中已完全无血，对治病增加信心。考虑过去所服中、西药过多，体内中有药毒，用单味甘草汤清解之，可作茶饮：甘草250g。

服上方后，大便溏而量多，有涎沫，矢气下行而舒畅，痰易咳出，精神转好，能起床坐一段时间，并在室内行走。自觉白天吐痰，从右边出来，痰稠浓，腥臭异常；晚上痰从左边出来，白泡沫淡，不臭。舌质淡，苔白，脉沉细。以附子理中汤加味治之：附片100g，炮姜100g，白术50g，党参50g，甘草80g，鹿角片30g。

服药 3 剂, 咳、喘、疼痛均减轻, 臭痰减少得多, 饮食增多, 精神转好, 心里很舒适, 能在附近街道走上二三百步; 两足已暖, 能安睡四五个小时。

根据服药情况, 判断患者中、下焦阳虚影响肺脏, 以致咳、喘, 寒湿凝聚不散作痛, 必须扶中、下焦之阳, 乃就原方增加扶阳补肾药品, 如肉苁蓉、巴戟、补骨脂、韭子、菟丝子、砂仁、上肉桂等, 连续服药 50 余剂, 诸症更有减轻, 服药近 80 余剂, 已能上街行走。

为巩固疗效, 用潜阳、封髓丹合方治之, 以纳气归肾, 使肾气不上冲而咳喘:

附片 100g, 酥龟甲 20g, 黄柏 50g, 砂仁 40g, 甘草 30g。上方共服 10 剂, 停药。到医院复查, 肺上阴影缩小, 病情基本得到控制, 嘱其注意调护, 不要感受外邪。(《火神派示范案例点评》)

按: 时下中医治疗癌症, 多偏于清热解毒, 以毒攻毒, 化瘀通络一途。唐氏对本例肺癌, 概以阳药施治, 服药近百剂, 时间长达半年。检查肺上阴影缩小, 病情得以控制, 咳嗽、喘促、吐痰腥臭等症状得以消失, 疗效颇佳。

唐氏另治刘某, 饮食不下, 喝水亦吐, 经检查确诊为贲门癌。诊断为噎膈, 认为阳虚明显, 命门火衰, 议用附子理中汤加味, 入硫黄 20～30g, 服药 3 月而愈, 随访已 5 年未复发。

9. 中医治疗肠伤寒

民国时期, 西医叶翰臣, 中国药学界之老博士也。早岁曾罹肠伤寒之病, 热匝月始退, 体力困惫, 久久不复。1940 年又病伤寒, 反复检验费氏反应甚浓, 白细胞显著减少。时叶氏已五十余岁, 私心忧急, 度难久持。

经人介绍请祝味菊诊治，叶以深研国药著称于时，然未尝信中医也。问祝氏："吾所患者何病也，须几旬可愈？"祝为之诊询后曰："此伤寒病也，依吾法治疗之，十日可衰也。"处方：黄厚附片12g（先煎），人参9g（先煎），黄芪15g，川桂枝9g，炒白芍9g，活磁石30g（先煎），生龙齿30g（先煎），朱茯神9g，酸枣仁12g，姜半夏9g，陈皮9g，怀山药12g，炒麦芽12g。博士将信将疑，依法服药，所得效果悉如所料，八日热即退净。留一方调理，不数日而体力复苏。

叶乃大诧异，复来邀诊，祝氏以为其"食复"也。至则博士曰："此番伤寒病程缩短，超过预料，体力恢复之快出乎意外，余甚感谢。今所欲问者，阁下前后所用之药余大都已作精密之研究，对于伤寒既无杀菌之力，又无特效可寻，然而阁下能如期愈病者，何所为耶？"祝氏曰："西医用血清疗病者，胡为哉？"叶曰："此不过增强人体之抗力而已。"祝曰："中医之能奏愈病之功者亦犹是耳。夫愈伤寒者，伤寒抗体也。抗体之产生，由于整个体力之合作。吾人协调抗病之趋势，使其符合自然疗能，在此优良之环境下，抗体之滋生甚速，故病可速愈，非药物直接有愈病之能也。中医疗法之原理不过如是而已。"博士击节赞叹曰："果如是，中医疗病之原理诚有其卓然之立场矣。"嗣后叶氏眷属及其亲友凡有病伤寒者，无不推诚介绍，亦无不应手而效。

按：祝氏治愈肠伤寒之病，用的是温补之法，"八日热即退净"，疗效"出乎意外"。作为药学博士，患者对所用之药"大都已作精密之研究，对于伤寒既无杀菌之力，又无特效可寻"，自然会问，为什么能如期愈病呢？令人欣赏的是，祝氏解释得十分到位。中医是通过"增强人体之抗力"战胜病菌，而"非药物直接有愈病之能也"，亦即扶正而祛邪也。这才正是中医疗病"卓然之立场"。

10. 痢疾治疗得失论

江西鄱阳县名医朱炳林与学生共同治一陈姓阿米巴痢疾症，西医诊治疗效不著。学生认真辨证，据其腹痛绵绵，大便呈黏冻状，日行三四次，四肢无力，口淡乏味，头晕，气短倦怠，舌白脉弱等症，断为脾胃虚弱，投予香砂六君子汤合白头翁汤，其意在前者辨证补益脾胃，后者辨病杀灭阿米巴原虫。三剂后症状如旧。学生与朱氏商讨，朱建议去掉白头翁汤再服。三剂后症状大减，六剂后已霍然如常。

按：本案与上案机理相同。香砂六君子汤对阿米巴的包囊体和滋养体都无杀灭作用，但却适应机体当时的状态，调整其防御机能，从而间接杀灭微生物。患者脾胃虚弱，理应温补。此时受西化影响，加用了苦寒药白头翁汤，欲图杀灭阿米巴原虫，结果导致香砂六君汤作用受到牵制。去掉苦寒药，辨证论治精神得以体现，终于药到病除。此案发人深思，如何处理西医诊断的关系十分复杂，绝非简单的"对号入座"，只见树木，不见森林。

11. 中医不比西医差

编者曾治原某，女，47岁，赤峰市人。2011年5月17日初诊：3年前曾做胸腺瘤切除术。渐发全身无力，四肢软瘫，不能起坐，抓握不能，右下肢至腹部有规律性抽动，昼夜不停，以致夜不能寐。右下肢僵硬不适，言语不利（不能与人准确交流），纳食一般，舌淡胖，脉沉细。西医诊断：①线粒体脑肌病；②症状性癫痫；③重症肌无力。在京城各大医院几乎治遍，花钱殆尽，毫无寸效，最后推出不治。由赤峰市某中医院任医生电话求治。揣摩病情，处方以真武汤加味：附子30g，白术30g，生姜30g，白芍30g，麻黄10g，细辛10g，仙灵脾30g，云苓30g，生龙骨30g，生牡蛎30g。5付，水煎服，日一剂。此后一直电话沟通。

二诊：服药2剂后，患者右下肢症状缓解明显，5剂后右下肢至腹部抽动幅度明显减少，频率减慢，夜寐好转，已不用每晚肌注安定剂。上方附子增为60g，白芍增为45g，继服5付。

三诊：右下肢至腹部抽动基本消失，双手抓握有力，失眠症状好转，唯下肢仍时有不适。上方附子改为90g，加吴萸30g，继服5剂。

四诊：右下肢至腹部抽动消失，已能自行坐起，自行吃饭，能与人正常交流，纳寐良好，能站立约20分钟。上方附子改为100g，10剂水煎服。

五诊：服用3剂后已能行走，饮食自行料理。5剂后，能收拾室内卫生，到楼道行走，10剂后患者精神状态日渐好转，生活能基本自理。

处方：附子100g，白术30g，白芍45g，麻黄10g，细辛10g，仙灵脾30g，茯苓30g，吴萸15g，红参10g，菖蒲20g，远志10g，天麻30g，全虫5g，生姜30片。7剂。

2011年7月20日：下肢抽动未再发作，能行走100米，生活可自理，亲自到沈阳找我看病，系第一次看到患者本人。精神可以，唯认知有时迟钝，仍感乏力，易疲倦。舌淡胖，脉沉滑软。处方：附子120g，黄芪30g，桂枝30g，白术30g，白芍30g，仙灵脾30g，茯苓30g，吴萸15g，红参10g，石菖蒲20g，远志10g，天麻30g，全虫5g，生姜45片，大枣10个。

2016年11月，余赴赤峰出诊，据告迄如常人。(《关东火神张存悌医案医话选》)

按：本案由赤峰弟子任某初诊接待，西医诊断"线粒体脑肌病"，没见过，病情严重，不知从何下手。遂给我打电话，说有个疑难病，想介绍给我。考虑到病人无法行走，我说，你先说说病情。听了介绍后，断为阳虚夹表，湿气偏重。我说，这病你就可以治，我出方，你记录。如果无效，再请她过来不迟。就这样一路治疗下来，疗效出人意料。

坦率说，我不仅不知道线粒体脑肌病是什么病，而且到现在也未查资料，我凭的是中医脉证，"切勿为西医病名所惑，亦无论其有名无名，不管其为综合征抑或症候群，辨证论治四字，足矣。"这是我的信条。毛主席早就说过，"中医不比西医差"，西医治不了的病，中医治疗常有很好的效果，前提是坚持中医特色，防止西化。

12. 脑瘤辨证启示录

某患者60岁，女性。头颅左侧长一肿块，直径5cm，高2cm，约如鸡蛋大小，边缘清楚，质硬如石，推之不移，无明显压痛，除了牙有龋齿外，其余未见异常。中医诊为"骨瘤"（西医诊为"嗜酸细胞肉芽肿"），按照"坚者削之"治则，理当运用消法治之。但主治者钟老医生在观看患者头部X光片时，发现患部颅骨有2cm大小的溶骨性缺损，"像虫咬一样"。据此"骨质虫蚀样"病理改变，认为又有"骨虚髓消"的病机因素。按"虚者补之"之义，治疗应当补肾壮骨。二者认识角度不同，辨证结论因此有异。钟老医生参合中医宏观和西医微观的辨证认识，制定了一个消补兼施的治疗方案，药用骨碎补、杜仲、川断、寄生、当归、白芍（以上为补肾养血之药）；牡蛎、元参、夏枯草、连翘、川芎（以上为软坚散结之药）等，服药一个月，疗效"出人意料"，头部肿块消失，X光片复查，骨质缺蚀已愈合。(《疑难病证思辨录》)

按：此案若单凭X光片提示用药，当用补法，恐怕要犯"实者实之"之戒；单凭中医辨证而用药，当用消法，恐怕犯"虚者虚之"之戒。只有二者结合，认识病情方为全面贴切，临床疗效亦证明了这一点。为医者要善于学习，借鉴现代医学检测手段，补充中医辨证的不足。同时更要避免另一种倾向，跟着西医后面跑，过分看重影像学检测结果，而置宏观辨证于不顾，那就沦为西医的附庸矣。

三、求所从来，方为至治
——审因论治

清初安徽名医崔默庵，医多神验，尤其"凡诊一症，苟不得其情，必相对数日，沉思数问，反复诊视，必得其因而后已。"——凡诊一病，必得其病因而后处方，如果未能弄清病因，必相对数日沉思，反复诊视询问，绝不盲目处治。

有一青年新婚，不几天皮肤发疹，周身漫肿，头面如斗，诸医束手无策。请崔默庵诊视，察六脉平和，仅稍微虚些，余无异常，一时难以查出病因，故而久久思之。因坐轿远道而来，就在病床前用餐。病人目框尽肿，以手掰开眼睛看他吃饭。崔问："你想吃饭吗？""甚想，怎奈医生不让我吃。"崔曰："这病怎么会妨碍饮食呢？"遂让其进食，见他甚能吃饭，越发觉得不解。许久，见其房中家俱皆是新制，漆气熏人。顿时大悟，"吾得之矣"。立命将病人移至别室，以螃蟹数斤生捣，遍敷周身，不两天，肿消疹现，病入坦途。原来病由漆气中毒引发，"他医未识耳"。（清·刘献廷《广阳杂记》）

此案十分精彩，多种医书都曾引用，强调审症求因，审因论治的重要性。张景岳说："求所从来，方为至治"。是说探求疾病从何而来，因何而发，治其所因，才是最重要的治疗。古人对此有很多论述：《素问·至真要大论》指出："必伏其所主，而先其所因。""治病须治所以然，不治所以病不瘥。"（《蠢子医》）"凡病久治不效者，宜问明受病之因，设法重治其因自愈。勿治见有之症也。"（《王氏医存》）郑钦安说，"知其所因而治之，方是良相；不知其所因而治之，皆是庸手。"（《医法圆通卷二》）

然而，病因有时是隐蔽的，需要医家详察细究，反复推敲，尤其注重问诊，从中发现线索，像崔默庵那样，"苟不得其情，必相对数日，沉思数问……必得其因而后已。"孙思邈说："未诊先问，最为有准。""其治人疾病，必详问至数十语，必得其情而后已。"京城四大名医之一萧龙友说："惟问乃能关于病人，故余诊病，问最留意。反复询究，每能使病者尽吐其情。""医者望色切脉而知之，不如其自言之为尤真也。"（王仲奇语）

前贤这些论述说得十分直截了当，对我们认识"先其所因""未诊先问，最为有准"之旨十分有益。下面举例证明。

---

1. 生姜居然治喉痈

杨吉老，北宋著名医家。有一年，广州府通判杨立之返回楚州，忽然咽喉生疮红肿，溃破脓血如注，寝食俱废，病势甚是危急，群医束手无策。适值杨吉老亦来楚州，前往诊治。杨细察良久说道："不须看脉，吾已知其病因。此疾殊非一般，须先吃生姜一斤，然后方可投药，否则必难治愈。"按说咽喉溃破流脓，疼痛难忍，当属火毒之症，而生姜辛辣性热，再吃无异于火上浇油，如何吃得？通判想杨吉老阅历精深，医术高明，当无戏言，遂吃起生姜来。初尝几片，并无加重，再吃下去反而觉得生姜味道甘甜而香，吃到半斤时，咽喉疼痛渐渐消失。食至一斤，开始感觉姜味辛辣，脓血竟止，不知不觉之间病已痊愈，甚以为奇。

第二天，通判设宴感谢吉老，席间询其缘由。杨答曰："君在南方作官，必多食鹧鸪，此鸟好吃半夏，时间一久，半夏之毒侵及咽喉，故发喉痈。生姜专制半夏之毒，能清其病源，故而药到病除。"

（宋·洪迈《夷坚志》）

按：此症若按临床表现，当属"烂喉痧"，应按热毒论治，无论如何也用不到辛辣的生姜。但吉老审因论治，知系中半夏之毒，生姜专制半夏之毒，故而径选之而无顾忌，所谓审因论治，"勿治见有之症也"。此非学验老到者难以识明。

2. 暴病欲死问饮食

唐代，湖北江陵有一富商半夜在船上突发暴病欲死，到天亮气犹未绝。邻近有医生梁新赶往诊视，认为是食物中毒，但不知何物所致。遂问仆从："近两三天是否在外面进食？"答曰："主人从年轻出船在外，从来不吃别人的饭食。"又问："平日爱吃何物？"答曰："最好吃竹鸡，每年最少吃几百只，近日又买来竹鸡吃过。"梁新说："竹鸡喜食半夏，肯定是中了半夏之毒。"遂叫人急捣生姜绞汁，撬开病人牙齿，灌入口中。不久，病人苏醒，由此获救。（宋《北梦琐言》）

按：此案与上案有异曲同工之妙。暴发之症，必有异因。梁医深明此理，详询病因，故能起此大症，否则此症恐怕无从措手。

3. 过食蘑菇用温补

明代名医张景岳曾治绍兴武官吴某，因过食蘑菇发病，大吐大泻。他医以黄连、黑豆、桔梗、甘草之类清热解毒，其症更甚，胸腹大胀，气喘水饮不入。景岳诊视，即投以附子、干姜、人参、茯苓等，皆为辛热温补之品。吴某稍知医道，问曰："腹胀急，口干如此，何能进此等药？"竟犹疑未用。次日，病情加重，再求景岳治疗，仍用前方。病人无奈只好服下。岂料，一剂而吐止，再剂而胀减，终至康复如初。

按：蘑菇生于阴湿之地，性属阴寒，景岳识得此乃阴证，关键在此，用姜、附乃意在温阳驱寒，治病求本，其见症不足为凭也。若如俗医，但凭腹胀口干等见症，断无投用姜附参苓之理，只恐越旋越远，病无宁日矣。

4. 饭团巧治皮肤病

清代，某年盛夏，南京大官僚吕其维的独生子生了怪病：不寒不热，只是身上的皮肤碰不得，连衣服都不能穿，皮肤不红不肿，但一碰就疼得哇哇乱叫。吕特请叶天士来诊治。进得吕府，但见吕少爷浑身赤裸，一副半死不活的样子。天士听过病情，问道："这病起于何时？"左右答："四天前，少爷在后园的荷花池边乘凉，一觉醒来，便得了这个怪病。"叶来到后花园，只见荷花池边有几棵大柳树，浓荫下十分凉快。天士左右上下观察一番，便回书房，开了一张药方：白糯米300石，淘净蒸熟，制成饭团，连做三天，方可化疾为愈。吕其维莫名其妙，天士说："这是怪病怪用药。"饭团蒸好后，又吩咐："少爷的病属邪恶上身，300石米饭团为驱邪之用。可在南京城最热闹处，设摊发放，凡衣着褴褛者每人4只。"为了治儿子的病，吕其维只好照办。

连续两天，吕在南京发放饭团，穷人闻风而至，欢欢喜喜得到4只糯米团，吃了两顿饱饭。到了第三天，叶天士说："今日留下两个饭团，其他照常办理。"然后，拿起两个饭团，在少爷的周身擦抹了几下，那饭团像是灵丹妙药，少爷顿时精神一振，翻身跃起，纳头便拜："救命恩人，救命恩人。"吕其维也连连拱手："神医，神医。"

按：有些物理、化学因素所致疾病，其表现非医学常理所能解释，必寻求其因，方可处置。盛夏树上多刺毛虫，经太阳一晒，刺毛虫身上便会落下许多刺毛。吕少爷贪凉睡在树荫下，刺毛便落了一身引起怪病，天士细心观察，求得病因，用饭团粘去便好了，否则即便服药升斗也无济于事。

5. 婴儿啼哭细察因

有某郡守的儿子方在襁褓之中，忽然日夜啼哭不止，诸医不识病因，束手无策。郡守书写告示，招高手诊治，不吝千金酬谢。某医闻之往视，亦不解何证，细问乳母，亦无他故。因而仔细观察署内房屋，忽然有所领悟，即命速煎甘草水为小儿沐浴，浴毕其病若失。

主人敬馈千金，问何术之神？某医曰："方才观察内院，见木香棚下晒有小儿衣裳，木香多有刺毛虫，衣晒其下，刺毛虫或遗溺，或落刺毛于衣上。小儿穿之，痛不可言，以甘草水洗之则自愈矣。"（《怪病神医录》）

按：此案与上案异曲同工。

6. 儿病查出乳母致

名医魏长春曾治林姓男孩，患有吐乳症，察其面容、指纹，均皆如常；吮乳食后片刻即吐，精神尚可。详加询问，知其出生后即由乳母哺育，已更换数人。现下乳母年轻乳足，初哺时并无异常，近旬日来，食后即吐。于是察看乳母，形容如常，舌质红糙，脉象弦数，其人似有内热而外形未显。进一步追询，始知所生一子，因患游丹溃烂而亡，故而外出为乳娘，乃系其丈夫蕴伏梅毒，传染其妻，又传与乳儿而致吐乳，遂嘱家长速换乳母，予黄连解毒汤。旬日后，火毒下泄，呕吐消失。

按：清代钱潢说："受本难知，发则可辨，因发知受"。临床实际并不这样简单。有些病并非就"发则可辨"，而是无迹可寻。这就需要医家详细察究，尤其注意询问病人，从中发现致病线索，审因论治，"方为至治"。

7. 镇肝安神治呃逆

患者张某，1980 年 8 月因呃逆不止两年，遍医无效而来院就诊。1979 年夏季某日晚突作呃逆，初不介意，继而连续不止，白天唯紧张劳动时则呃逆暂止，夜间发作更重，待极度疲倦乃能入睡，寐中仍有轻呃。服药两百余帖，多以温寒降气之剂为主，其效惘然。苔薄白，脉细弦，食欲、二便如常。李鸿翔医生想到患者年轻体壮，除呃而外，并无他症，病虽两年，但呃声响亮，因属胃气上逆，治疗仍宗和胃降逆法。前医已用旋覆代赭汤，恐药轻无济，故拟加量而行。服三帖后其呃如故，再诊时改疏理气机之剂，全然无效。乃思"审证求因"之经训，于是再询问其病史，患者云及：发病之当晚为动物之声所惊，于是突作呃逆。此后每于夜晚即内心恐惧，其呃逆愈重。李因而大悟，此呃逆为惊恐所发也，当变法治之，乃拟镇肝安神法，处方：生龙骨 30g（先煎），生牡蛎 30g（先煎），朱茯神 30g，酸枣仁 15g，枳实 10g，淡竹茹 10g，炙远志肉 10g，京菖蒲 10g，合欢花 6g，甘草 6g，琥珀末 3g（吞服），银元（其他银器亦可）

三只（先煮两小时，以汤代水，去银元入他药）。连服两帖，呃逆渐止，寤寐亦深，再服三帖，鼾声入眠而呃逆除。

　　按：此案呃逆两年，诸般常法如温中降逆，和胃理气等治遍而无效，乃思"审证求因"之旨，详询病史，知呃逆为动物之声所惊引发，改用镇肝安神法，应剂而愈，详细问诊实为识证关键。

四、细节决定成败
——辨证要精细

20世纪70年代，广西中医学院会诊一病例。患者是一老干部，发烧40多天不退。用过各种抗生素，服过不少中药，体温始终不降。于是请全院名医会诊。就在大家聚精会神讨论病情的时候，林沛湘老中医注意重到一个细节：病人从暖瓶中倒了一杯水，马上就喝下去了。当时天气很热，喝些水是正常的。林老悄悄用手触摸了一下杯子，发现还在烫手。热天喝这样烫的水，说明体内大寒，仅此一点，病情就明白了。于是，林老力排众议，以少阴病阴寒内盛，格阳于外论治，处以四逆汤加味，药用附子、干姜、肉桂等药，一剂而体温大降，几剂后体温恢复正常。

按：西医看病，靠的是化验、影像学等检察手段，重视的是客观依据，往往忽略医生的主观能动作用；中医看病，靠的是望、闻、问、切四诊合参，重视的是医家的积极考察。孙思邈曰："省病诊疾，至意深心，详察形候，纤毫勿失，处判针药，无得参差。"这里，"至意深心，详察形候，纤毫勿失"三句话，提出了医家诊察疾病的标准，即用心——至意深心；全面——详察形候；仔细——纤毫勿失。上案林老中医正是注意到病人虽然发烧却"喜饮热水"这一细节，才断定此案乃是"阴寒内盛，格阳于外"引起，看到真寒假热的本质，用四逆汤本属的对之方，故而应手取效。林老的高明之处，靠的就是细心，细节决定成败。

一般而论，行医之难不在于治病，而在于认证识病。病证认对，病机找准，用药一般都不致于出格。名医能治好常医治不好的病，不见得用药有多独特，主要还是在识证认病方面能动脑筋，肯下功夫。这个功夫，无非就是孙思邈所提倡的用心、全面、细致而已。著名医家张孝骞院士说过："诊断疾病的工作，就是侦探破案工作，哪怕一点小线索也不能丢失。"看来即使西医也强调精细诊察的原则。

晋·杨泉指出："贯幽达微，不失细小，如此乃谓良医。"（《物理论·医论》）"使果能洞能浊，知几知微，此而曰医。"（张景岳语）都是说诊病察证要注重细节。南京名医干祖望老先生说：看病要"吹毛求疵，尽量找一些不受人们注意的小小变异之处，加以特别重视。那些细碎琐事，平时不加注意的那些不起眼的变化，顺藤摸瓜，会发现出很大的事来。诚如佛家所谓的须弥小事。"

诚然，若要"贯幽达微"，"知几知微"，则必须博学精思，所谓"学不博无以通其变，思不精无以烛其微"是也。

下面列举一些案例，看看精细辨证的理念，被医家们发挥得何等出色。

---

1. 缸盖信石知病因

范文甫诊病处处留心，常能从细枝末节中察出病源。有一病家全家人均患皮疹，他医用硫黄等治之更加严重。范氏至其家，见其水缸盖上放有许多晒制信石，因问："合家吃此水乎？"答曰："不差。"由此认定系信石之毒所致。唯有防风可解，令从皮肤外达。遂以单味防风煎服，果然得愈。

按：范氏能治好他医未能治愈之病，用方并不稀奇，关键在于用心体察症结，找出被忽略的细节，所谓"能洞能浊，知几知微"，树立了大医风范。

2. 按腹察足辨燥屎

范文甫另治一林姓男性，发热九日，口不能言，目不能视，体不能动，四肢俱冷，诸医均以为是阴寒证，拟用热药。范氏诊其脉两手皆无，也像阴证。遂用手按其腹部，病者用手护之，皱眉呈苦楚状。再诊两足趺阳脉皆有力，乃决其腹内有燥矢。予重剂大承气汤灌服，药后得燥屎五六枚，神志转清，病转平安。

按：范氏平日并不详求于脉，独于严重危症时握手及足，以察生死。此病者两手无脉，若不求之于足，何以能救此重危之症耶？《伤寒论》序曰："按寸不及尺，握手不及足，人迎趺阳，三部不参，动数发息，不满五十……所谓窥管而已。"

3. 见葱而知犯药忌

慈城冯某，素患痰饮之疾。夏月发病，长期低热不退，他医曾用甘温除热法治之无效。往求范文甫诊治。范处以附子理中汤，家人告之已服此方多帖。范氏告曰：忌葱，并谓知犯戒否？原来范氏诊前见其桌上有葱烤鲫鱼一盆，询知乃病人平素嗜食之物。而葱与方中炙甘草之蜜相反。病人尊嘱用药果然热退病愈。

按：此案前医未识病源，未察出服药犯忌，故而无效。范氏用药并不稀奇，而能收效，当由细微小事中察出投药不效原因，可谓"至意深心"矣。

4. 假热真寒细问症

王镇，清时华亭县名医，精岐黄之术，擅治伤寒。时有北郊汤某，盛暑之际壮热九昼夜，病势危殆。诸医争以黄连石膏等寒凉药物投之，发热反而更甚，乃延王镇诊治。王问病者思饮否？曰思饮甚。问思饮凉水还是思饮热水？曰很想饮热水。遂主以干姜附子等热药定方，一剂热退，不数日而瘥。盖此证乃假热真寒也。

按：此案辨证眼目有两点，一、以黄连、石膏等凉药投之，"发热反而更甚"，可知并非热证。二、虽然渴饮，但"很想饮热水"，说明腹有寒象存在，借助热水以温之，据此判断为假热真寒之证，与本节开头所引林沛湘老中医会诊发烧40多天不退病例有相似之处。

五、脉可凭而不可恃

清道光五年（1825），两朝帝师翁同龢的母亲因呕血找到名医曹仁伯诊治。曹按脉后问："老夫人是不是从高处摔下来过？"答："是。"又问："可曾用力负重过？"答："是。"其时，翁母正要去岭南探亲。曹仁伯称量一包药物，掐指计算着说："走到赣江时候病就好了。"后果如期而愈。原来，翁母曾经左手抱着小孩，右手提水，下楼梯时摔倒滚了下来，腰脊受伤而小孩无恙。这就是呕血的缘由，与曹仁伯把脉时揣度的一样。图为翁同龢为曹仁伯的《评选继志堂医案》亲笔作跋，详细记载了此事。

翁同龢墨迹

经云："切而知之谓之巧"，切脉是中医最具特色的诊法。古代一些医家诊脉，"言人生死每奇中"，如上案曹氏凭脉断定患者曾用力负重，从高处摔下而发病。作为四诊之一，脉诊在长期实践中积累了丰富经验，在辨证中占有重要地位，经云"微妙在脉，不可不察"，这一点应该肯定。

但是如果以为脉诊都那么神奇，倒也未必。单凭诊脉断病有时并不可靠，更不可能包诊百病，有些病症任你是何方神圣都摸不出来。总之，一方面脉诊确实重要，可以凭借诊病参考，"微妙在脉，不可不察"；另一方面，脉诊也不是万能的。徐灵胎说过："以脉为可凭而脉亦有时不足凭；以脉为不可凭，而又凿凿乎其可凭。总在医者熟通经学，更深思自得则无所不验矣。若世俗无稽之说，皆不足听也。"一句话，脉可凭而不可恃——脉诊可以凭借为参考，专恃脉诊为唯一根据则不可，这种两分法认识应是较为全面、客观的，走哪个极端都是片面的。下面用这两方面的案例证明这一点。

1. 貌似瘫痪脉辨湿

山西介休县张某，家称小富。得腿病骨节痛楚，不可屈伸，且时作肿，卧床已半年矣。延医视之，或以为下痿，用虎潜丸补之；或以为瘫痪，用续命汤散之，皆不效。其内弟请当地名医王蓉塘往治，诊六脉缓大，告之曰："既非下痿，亦非瘫痪。所患乃寒湿下注，关节不灵，肿痛必在关节。病虽久可治也。"乃先进羌活胜湿汤加牛膝、防己以疏利之。三服后，杖而能起。又往视之，投以五苓理中汤，四服后肿痛全消。意不愿服药，王曰："湿气未清，恐将复作，不如多服，以免后患。"张听之，服药二十余剂，乃以酒肉来谢。告以谨避风寒湿气。相隔十余年，余见于其戚家席上，称健步焉。(《醉花窗医案》)

按：本症腿病骨节痛楚，不可屈伸，时作肿胀，卧床已半年。从症状看，很像风寒为患，又似肾虚骨痿，但前用虎潜丸补之，续命汤散之，用药皆不见效。王氏诊六脉缓大，凭脉认为"既非下痿，亦非瘫痪，所患乃寒湿下注。"进羌活胜湿汤，三服后杖而能起。继以五苓理中汤，肿痛全消，确是凭脉辨证佳案。

2. 据脉言中病转化

丁卯夏月，治一管家，年18岁。入冷水洗澡起，是夜即呕吐，头痛如破，不发热。次日，吴天士为诊之，脉沉细，手尖冷，头有冷汗。断为中阴证，用附子理中汤，二剂而头痛止，服三剂而呕吐止。第四日复诊之，两关脉弦起，汗多。告曰："此欲转作疟疾，然亦系阴疟，仍如前药加半夏一钱，人参二钱，略用柴胡五六分，使引邪出表。"是夜果发寒热，一连三日，俱发寒热。第四日又为视之，弦脉已平，告曰："今日疟止，不复寒热矣。"前方去柴胡、半夏，加黄芪、当归。是夜果不复寒热，如前方服四剂而痊愈。

病家曰："年翁初断是阴证，果是阴证；继而云要转成疟，果即转成疟；后云疟止，果即不复寒热。言之于前，必应之于后，何奇至此也？"吴氏曰："丝毫无奇，不过据脉言耳"（《吴天士医话医案集》）。

按：吴天士，清康乾年间安徽歙县著名儒医，火神派前期的扶阳名家，精于脉诊，"于诸脉之呈象、主病悉洞然于心而了然于指。试一按脉询病，如取诸其怀，辨证用药，如桴之应鼓"。本案"初断是阴证，果是阴证；继而云要转成疟，果即转成疟；后云疟止，果即不复寒热。言之于前，必应之于后"，俱系"据脉言耳"，确是脉诊高手。

3. 怪病只因痰作祟

安徽金某，体颇肥而矮。一日肩舆踵门告曰："得奇疾，医者皆不之识，百方不效。"据述两胁下间微闻蛙声，或作鼠叫，咳则乳下作痛，或胸中如有热水一缕上下，顷之即散，大便不时泻水，不治自止，或呕吐清水，头或晕痛，患病至今，已一年有奇，方厚一寸，无偶中者，人皆奇之。

余笑应之曰："疾非奇，但医者少见多怪，其见骆驼言马肿背也。"脉之沉弦。即告曰：此乃痰饮作祟，惟善读仲景书者知之，非鬼非神，不必惊疑，吾有妙药，不费多金。但不可令他医见，致召阻挠。约以来日取药而去，余乃以控涎丹方，向药店购细末丸之，候其来，令如法服之。阅三日，复来云："服丸药大便下水极多，各症悉愈，请善后方。"为疏六君子汤加白芥子，连服十剂，平复如初。(《邂园医案》)

按：此症"医者皆不之识，百方不效"，确属奇症，令人有不明所以之惑。然萧琢如"脉之沉弦"，断为"此乃痰饮作祟"——悬饮，"非鬼非神，不必惊疑"，各症以痰饮解释之，则顺理成章而明矣。以控涎丹治之，三日悉愈，实乃胆识兼备。

4. 吐食辨脉识水积

里中相周庞兄之母，年五十余，得吐食症。始以为霍乱，吃塘西痧药数粒，吐如故。又请一医以为气郁，用四七散开之，仍如故。庞求余治，余细问形症，即非霍乱，亦非气郁。按其脉，则右关弦甚，余各平平，乃顿悟曰："此水积也。病必小便不利，好饮水，胸膈闷滞，时兼头晕。"病者点头称是。因以五苓散加苍术、木通利之，越日吐止。庞又请视，告曰，"不必再视，但常服香砂六君子丸，不但不能停水，且大益于脾胃，于老人甚相宜也。"(《醉花窗医案》)

按：本案吐食之症，王氏按其脉，以"右关弦甚，余各平平"悟出"水积"，投以五苓散立竿见影。当然王氏亦非全仗脉诊，而是

"细问形症"，参合脉象作出的判断，问诊不可忽也。

5. 不寐乃由水饮停

不寐之病，厥有数端：食积则消导；水停则逐水；阴燥则安阴；脾虚则补脾；阳盛则敛阳。实证多而虚证少，治之极当分别。余读书于城东之三道河，有友人李君年四十许，未博一衿（指没有中秀才）。素嗜茶，自早至晚约饮茶数十碗，见炉鼎热沸则喜形于色。久之面乏血色，食量减少。每至秋初则彻夜不寐，天明益渴。一日由家来至塾馆，携丸药来，朝夕服之，又常蓄熟枣仁一囊，不时咀嚼。余问何故？则谓医家云，枣仁能安神，苦不寐，故常嚼之。问服何药？则因不寐请医士王某，令服人参归脾丸，谓是读书劳心，心血亏损所致。余曰，"药效否？"曰，"并不见效，然尚无害。"余请一诊，则脉多弦急。告曰："此水停不寐，非血虚不寐也。就枕则心头颤动胸胁闷胀，小便不利，时时发渴，乃有余证，宜逐水则寐自安。若以归脾丸补之，久而水气上蒸，恐增头昏呕吐，年老恐成水肿。"曰，是是。急请一治，余以茯苓导水汤 2 付与之，二更许，小便五六次，启衾而卧，则沉沉作梦语曰，"好爽快"。须臾转侧至明始觉，则遗尿满席，被幞如泥，而饮自此少，食自此进。命常服六君丸以健脾胃。（《醉花窗医案》）

按：本案彻夜不寐，屡食熟枣仁，"以归脾丸补之"，皆文不对题。王氏据脉多弦急，诊为水停不寐，以茯苓导水汤治之，随即启衾而卧，至天明始觉醒，真是"药方对，一口汤；方不对，一水缸。"患者素嗜饮茶，久则生湿停饮，此亦为判定其水停为患的另一证据。

6. 产后诊脉犹有胎

清时江津名医赖琢成以善治妇科奇症闻名。曾治一妇，因产后腹痛月余，诸医束手。赖察其脉曰："胎气不和。"闻者笑之。妇谓："吾新产未久，安得复有胎乎？"赖说："余据脉象论断，并非虚言。"遂以紫苏和气饮服之。越三日，妇病大减。赖继授以安胎饮。六日后，妇果再生一男。赖再予佛手散，妇病遂之告愈。

时有同道奇而问之，赖说："此妇原系双胎，或因犯动，或不节欲，或受损跌，致伤其一，事后又未安胎，诸医以为瘀血未尽，咸以破血、行血之药治之，遂愈服疼痛愈甚，皆未审脉象故也。余按脉用药，故得奏效，何怪之有？"

按：赖医脉法精熟，不为新产情节所惑，据脉断为"双胎"，确属经验老到。前后三方，运用精致，足可为法。

7. 按脉从肺治久泻

上海一名贾，年卅余，形气壮实，饮食如常而苦于泄泻，日五六次，已五月余。遍历名医，投清利、峻攻、固涩、温脾、温肾之剂皆无效果。邀余至上海往诊。余按其脉右寸独紧，其余皆平，呼吸略气促，便意迫急。

余曰："此乃肺移热于大肠之候也。肺与大肠相表里，肺有余热则下移大肠，大肠受之，则为暴注下利。前医治病，未求其本，故而不效也。"投以麻杏石甘汤，麻黄用9g。药后当夜得微汗，次日余按其脉，右寸转平。告曰："此将愈之兆也。"果然，即日泄泻停止。五月之病，安然而愈。（《范文甫专辑》）

按：本案苦于泄泻，投清利、峻攻、固涩、温脾、温肾之剂皆无效果。范文甫按脉右寸脉独紧，呼吸气促，辨为邪袭于肺，肺气闭阻，肺热下移大肠则泄泻不止，根据"肺与大肠相表里"之理论，用辛凉疏达，清肺泄热之法获愈。独具只眼，允称至当。

8. 喉闭危症温下元

茜泾朱某，年四十左右，患咽喉肿痛。医用凉表，致闭塞不通。虽日开数刀而肿势反剧，呼吸几绝。王雨三诊其脉沉微，两尺欲绝，即用附子末频吹患处，立时开通一线。再用大剂附桂八味汤频服，服之两剂，即痛止肿消。

此症由于元海无根，龙雷之火随经而上冲咽门，除导龙入海外，别无治法。如用寒凉发表，反速其死也。予以导龙入海法而治愈同样之喉症已不少矣。凡喉症都由感受风寒，脉浮弦者是寒束于表之证，必须用温散，如荆防蚕薄甘橘羌苏等。脉浮虚者，应用桂枝汤加生芪，只用一剂即愈。若寒凉遏抑，致使寒邪内陷者，是所大忌，医者宜戒之。（《治病法轨》）

按：本案咽喉肿痛，闭塞不通，呼吸几绝。通常施以清凉或温散。王氏据脉沉微，两尺欲绝，断为龙雷之火上冲，以附桂八味汤两剂，即痛止肿消，疗效迅捷。若是风寒束表之证，脉当浮弦，对表里之证从脉象上做了鉴别。

9. 多汗反用发汗药

陶某之侄，年二十左右，春夏之交患形寒发热，汗出不止。时医用清热止汗药，反觉汗多热炽，甚至昏晕不省，危险极矣。

召予诊之，其脉左浮弦，右浮虚。知系风伤卫之风温症也，即用消风散去藿朴之破气，重加生黄芪以助正撤邪，邪去而即固其卫，不使其外邪出而复入。一剂知，二剂愈。若脉现浮缓者，用桂枝汤治之立效。

现患此症者极多，四时皆有。时医不知风伤卫之症，须用祛风药而热可退，汗可止；反用敛汗之品，使风邪固结于内，必传变百出危殆直至矣。惟热入阳明胃腑，亦有溅溅然汗出而身热者，宜用承气汤治之，风药在所大禁。

然则风伤卫与热入阳明之症，何以辨之？曰：辨之不难。汗出身热而有寒凛，脉见浮弦或浮缓者，即风伤卫之症也。若身热汗出无寒凛，日哺时热甚，脉现右关沉实且滑者，乃阳明火旺之证也。此二症同是身热汗出，若不明辨而误用之，犹是操刀杀人。(《治病法轨》)

按：本案"形寒发热，汗出不止"，王氏用消风散加生黄芪，确实不俗。考消风散（《太平惠民和剂局方》）内含羌活、防风、荆芥、藿香等辛散解表之品，多汗反用发汗药，似有不宜，然而"一剂知，二剂愈"之效果证明用药确当。王氏靠的是脉诊工夫，"脉见浮弦或浮缓者，即风伤卫之症也"；"脉现右关沉实且滑者，乃阳明火旺之证也"，当然也要结合是否有恶寒之症。

10. 盗汗用麻辛附子汤

医士顾锡荣，年四十余岁，患盗汗如注之症，自用柏子仁丸、当归六黄汤等，服之反剧。甚至目一交睫，即冷汗如注，被褥均如浸在水中。形瘦神疲，久已卧床不起矣。

邀予诊之，其左尺脉弦紧异常。予曰：此系风寒两邪入于足少阴之证，宜用麻黄附子细辛汤加桂枝、别直参以治之。彼闻而骇异曰："我汗既如是之多，岂可再用麻黄细辛发汗之大药，毋乃汗出亡阳乎？"予曰："汗为心之液，凡人之心气归宿于肾则寐。兹寒邪埋伏于肾中，心气入肾，则受寒邪之刺激，是以目一瞑而即冷汗如注也。且肾与膀胱相为表里，肾受寒邪则膀胱之气化亦不行，一身之水气，不由膀胱之大门而出，尽由偏门而出矣，故冷汗有如是之多。若不去其在肾之寒邪，此汗决无休止之日。若说是虚，则柏子仁丸、当归六黄汤服之而早已获效矣，何以服之而反甚耶？"

要知此汤虽属麻黄、细辛之发汗厉药，惟用桂枝、别直参以监制之，其中有不可言传之妙。盖盗汗已久，必毛孔不固，用桂枝、别直参者，一则助麻黄、细辛之力，将肾经之寒邪一扫而尽，再则俟寒邪去后而固闭其毛孔也，决无汗出不止之理，请安心服之，必有奇验。经余一再申辩，始照方服之，孰料一剂而果愈。

后叶姓妇亦患是症，即照方与之亦一剂而愈。足见对病发药，竟有意想不到之神效。虽内经早示通因通用之法，若医者不明脉理，断难识其病源，又何敢用此从治之法哉！故曰，欲知病源，必须究脉，脉理一明，病虽变化无穷而终不能诳惑吾心。(《治病法轨》)

按：方书咸谓盗汗属阴虚，本案"盗汗如注"，王氏并未盲从，按脉左尺脉弦紧异常，断为"风寒两邪入于足少阴之证"，方用麻黄附子细辛汤加桂枝、别直参以治之，内中含"麻黄、细辛之发汗厉药"，"似药不对症"，难怪患者"闻而骇异曰：我汗既如是之多，岂可再用麻黄细辛发汗之大药，毋乃汗出亡阳乎？"王氏细伸其理，"一剂而果愈"，实属佳案也。王氏"欲知病源，必须究脉"一语，堪称警句。

11. 耳鸣身热用热药

徐某之妾，年三十左右。素患耳鸣头昏等症，时医用辛散药，甚至耳中似开炮，头脑如雷震，一日昏晕数次。招予诊时，适在盛夏，见其面赤身热，神昏不语。切其脉浮散无根，知其真水亏极，龙雷之火上冒至颠，亟用附桂八味汤加杞子、巴戟，即差佣人至药肆中撮之。讵料开药肆者亦为医，与其佣人云："此方非治病之药，乃大热大补之剂。吾开药肆及行医数十年，从未见闻此大热大补药，治此发热病者。况际此盛夏，而用此大滋腻大辛热之重量药，即无病之人服之，尚恐腻滞而碍胃。不热者犹恐肠胃如焚，况病人发热甚厉而久不进食者乎？"

佣人回述其故，家人因亦疑之。予曰："药肆中所见者，皆庸流俗子之方，固无怪也。此病亦被庸医误治而致此，不服此药，命将不保。予非喜用此大热大补之药，实出于活人之热忱，不得不用此以挽救之耳。因有此症，然后可服此药。此药服后，不特可保其热退病瘥，抑且胃口亦必投其所好，尚何滋腻碍胃之有哉？如其不对，吾任其咎。"

由是方敢将药服之。一剂即热退神清，五剂而诸恙若失。(《治病法轨》)

按：此症"耳中似开炮，头脑如雷震"，且面赤身热，适在盛夏，一般医家难免视为热证，难怪开药肆者疑曰："从未见闻此大热大补药，治此发热病者。"

王氏从"脉浮散无根，知其真水亏极，龙雷之火上冒至颠"，确是高手。

12. 两足痿废清肺胃

陈某，年二十余岁。始患两足酸软，沪上诸医或作风湿，或作痹证，愈治愈甚。甚至两足痿废，不能履地已将半载。召予诊之，见其肌肉消瘦，形神憔悴，右寸关脉洪数且实。即用凉膈散加花粉生地，服之四剂，两足即觉有力，而半载之痼疾一旦霍然。

或问："凉膈散为治温热病之剂，兹用以治两足痿废，似乎药不对症，而反奏效神速者，何也？"曰："古人所制之药剂，虽有主治某某等症之说，然神会而用之，亦无一定。盖此症由于邪火郁伏于上中二焦，肺胃被其熏灼，致肺之治节不行，胃之机关不利而成。此即内经所谓'肺热叶焦，发为痿厥'。又谓'治痿独取阳明'，以阳明主润宗筋，束筋骨而利机关者也。兹泻其上中二焦之火，使肺胃之气得以清肃下行，则治节得行而机关焉有不利者乎？凡痛必须治其根源，此病之根源，系火伏于上中二焦，病形虽在下而根源则在上，以凉膈散而治其根源，则病不治自愈矣。"（《治病法轨》）

按：此症两足痿废，不能履地，似成瘫痪之症，俗医通常会用温补之法，与本节第一案王蓉塘治张某案颇为相似。唯张某六脉缓大，判为寒湿下注，本案"右寸关脉洪数且实"，辨为邪火郁伏肺胃，法拟清泻上中二焦之火，方用凉膈散，似乎药不对症，却收霍然而愈之效，靠的是脉诊工夫。

13. 不为病脉所蒙蔽

黄翁令尊患温病发热而渴，虽不恶寒，心中振振，热厥上冒。邀余一诊，按其脉微而虚，不似热病，但外象昭然，难逃法眼。盖患者年近六旬，中气素虚，温脉不显，苟非心细如发，未有不为病脉所蒙者。

吾尝游学于陈伯坛（岭南伤寒"四大金刚"之一）夫子之门，屡次招余认证，当体会阴阳动静，勿斤斤于脉象较量，施诸实用，确是的论。今见患者心烦不卧，汗出如雨，知其热入少阴，阴不维阳，坎离失职。汗者心之液，肾阴不藏，心阳不守，故心烦汗出也。治法宜令坎离靖和，栀子豉汤主之。栀子吐心阳，香豉纳肾阴，阴平阳秘，精神乃治矣。

服汤一剂，大汗已敛，心神略宁，惟口渴便秘，热度尚盛，知其津液未还，又须养阴，拟炙甘草汤加花粉、白芍，连服数帖，诸恙悉退。(《程祖培先生医学遗著》)

按：本案以脉而论，"脉微而虚，不似热病"；但"外象昭然"，显示的是发热而渴，心烦不卧，汗出如雨，属于"热入少阴"，以栀子豉汤治之而效，此乃舍脉从症，"不为病脉所蒙者"。陈伯坛所说"体会阴阳动静，勿斤斤于脉象较量"，确是的论。

14. 只据症而不计脉

谭某之妻，有病患少阳证，不足为奇。而奇在垂帘诊脉，不欲露面，亦新嫁娘之常情。惟诊其六脉全无，若以脉论，非大虚而何？然予不计也。只据其发热、胸满、口干苦，即与小柴胡加减。一剂，则已退热。将谓其平素脉固如是乎？夫人之体质各有不同，脉亦有不能一概而论者。

逾数月后，其人复患病，察之则固然是热病，而切诊居然得少阳之脉，亦属脉症不符。志此，以为专论脉者广知见也。(《黎庇留经方医案》)

按：本案"六脉全无，若以脉论，非大虚而何？"但黎氏据其发热、胸满、口干苦等症状，舍脉从症，判为少阳病，与小柴胡汤一剂退热。说明"人之体质各有不同，脉亦有不能一概而论者"。

六、再兼服药参机变

蒲辅周曾治一消渴病人，口渴引饮，饮而复渴，病已半年。服滋阴清热药如六味地黄丸、玄麦甘桔汤等50余剂毫无寸功。舌苔黄腻，脉沉弱。蒲老改用茵陈四逆汤，温阳兼以利湿，一剂而渴止大半，三剂基本痊愈，以参苓白术散善后。总结本案经验，蒲老认为主要是参考前医用药之鉴："虽舌黄口渴属热象，但服滋阴清热药50余剂无寸效，加之脉象沉弱，显见阳衰不能蒸腾水气。若果系阴亏，50余

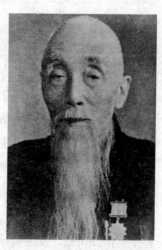

蒲辅周（1888-1975）

剂虽不能全好，亦必有所进展。前治者虽未见效，都是我的老师，所谓后车之鉴。"

按：渴饮无度，用滋阴清热法似为正道。但蒲老从其服药50余剂毫无寸效悟出辨证有误，改从寒湿着眼，应手取效。尤可贵者，他认为"前治者虽未见效，都是我的老师，所谓后车之鉴。"重视前医之误，作为自己用药参考。《切脉规箴》曰："诊视即毕，务在问病原，审前剂。""审前剂"，就是务要审视前医所用方剂，作为自己重新辨证的依据，以为"后车之鉴"。经言"诸寒之而热者取之阴，诸热之而寒者取之阳"，就是讲通过服药反应来调整用药思路的例子。

"十问歌"说，"九问旧病十问因，再兼服药参机变"，这应该是医家辨证的常规内容。名医毕竟是名医，他们在接手前医未治好的

病人时，能像蒲辅周那样辨析前医用药之误，从而妙手回春，这常常是名医过人之处。下面举几个具体案例以飨读者。

1. 先解"药积"后治病

清末，山西人郭某，人素迁谨，兼以经商急躁，患病胸膈满闷不食，继而气乏声微，医生以为肾虚，令服肾气丸。四五剂后转而益甚，几至昏不知人。名医王堉至其家，问系何病，答曰：成虚痨矣。王又问，手热自汗，咳嗽气喘乎？曰否。王曰：此则非虚痨也。诊其两寸尺俱平，两关皆坚而滞，而右关微带弦象，此肝木克脾土也，病由一时气滞不遂，兼发急躁，以致肝气壅塞脾胃，因而胸满不食，理宜平肝清燥。前医以桂附补之，脾胃愈塞，因之病重。乃开平胃散加山楂、麦芽消导化之。病者争曰："我素无食积，且久不进食，君用消食药，不亦悖乎？"王笑曰："君知平胃散为消食之药，不知君脾胃中虽无食积，却有桂附，我用平胃散非消食积，乃解药积也。药积不解，胸中终难爽快。人但知平胃散能消食积，不知亦有药积，用其消之。"病者欣然服之，越三日则胸中宽展，渐思食也。继以逍遥散理脾清肝，服五剂而病入坦途。王堉论曰："药之为物，非五谷平和之气，利此则害彼，医士用之不当，必有诛伐无过之虑。久之，胸中混淆，病者非病病，乃药病也。"（《醉花窗医案》）

按："人但知平胃散能消食积，不知亦有药积，用其消之。""药积"之名目颇有意味。名医治疗疑难病症，接手之前，常已更医多人，杂药滥投，因此先要考虑药误药积，此系纠偏救误高招，"易者治病，难者治药"，为医者当多加玩味。

2. 热药治疗目红肿

明时，有管姓妇人目眶红肿溃烂，数年间愈来愈重，百计治之不能疗，目亦近乎全盲。御医吴球诊后曰："吾得之矣。"投以大热之药数剂，其病如失，目亦复明。问之，说道：此女人进凉药多矣，用大热之剂，则凝血复散，前药皆得奏功。(《名医续案》)

按：此病"红肿溃烂"，一般都视为热毒，前医势必多用凉药。然其"百计治之不能疗"，说明并非热证，而是寒证，从而用大热之剂取效。此等功夫，常是名医看家本事。

3. 肉桂治口疮

明时，有一人患口疮久治不愈，召泗洲名医刘顺前往疗之。刘削肉桂一片令含之。其人面露难色，因口疮多属热症，肉桂乃热药也，无异于火上加油。刘顺说：口疮久不愈，因服清凉之药过多也，非此肉桂不瘥，如其言果愈。(《泗洲志》)

按：前案"目眶红肿溃烂"，前医多用凉药，然其"不能疗"。断为"进凉药多矣"，故用大热之剂收效。本案"口疮久治不愈"，断为"因服清凉之药过多"所致，纠偏辨误，非用肉桂"不瘥"，张景岳"探病法"曾说"正治不效宜反治"，正此意也。此二案即或在今日，其辨证犹有借鉴意义。

4. 寒热真假服药知

名医吴佩衡曾治杨某，男，32岁。始因风寒，身热头痛，某医连进苦寒凉下方药十余剂，且重加犀角、羚羊角、黄连等，愈进愈剧，危在旦夕，始延吴氏诊治。患者目赤，唇肿而焦，赤足露身，烦躁不眠，神昏谵语，身热似火，渴喜滚烫水饮。小便短赤，大便已数日不解，食物不进，脉浮虚欲散。似乎一派燥热之象。

吴氏认为证系风寒误服苦寒太过，真阳逼越于外而成阴极似阳之症。"外虽现一派热象，是为假热；而内则寒凉已极，是为真寒。如确系阳证，内热熏蒸，应见大渴饮冷，岂有尚喜滚饮乎？况脉来虚浮欲散，是为阳气将脱之兆。"治之急宜回阳收纳，拟白通汤加上肉桂为方：附片60g，干姜26g，上肉桂10g（研末，泡水兑入），葱白4茎。方子开好，病家称家中无人主持，未敢服药，实则犹疑不定。

次日又延吴氏诊视，"仍执前方不变"。并告以先用肉桂泡水试服，若能耐受，则照方煎服。病家如法试之，服后即吐出涎痰碗许，人事稍清，内心爽快，遂进上方。病情即减，身热约退一二，出现恶寒肢冷之象。已无烦躁谵语之状，且得熟睡片刻。乃以前方出入续服。服药一剂，身热退去四五，脉稍有神，尿赤而长，略进稀饭。再剂则热退七八，大便已通。唯咳嗽痰多夹血，病家另请数医诊视，皆认为热证，出方不离苦寒凉下之法。鉴于前医之误，未敢轻试。其时病人吃梨一个，"当晚忽发狂打人，身热大作，有如前状。"又急邀吴氏诊视，见舌白而滑，"仍喜滚饮"，判为"阳神尚虚，阴寒未净"。仍主以大剂回阳祛寒之法，照第二方剂量加倍，另加茯苓、半夏等。3天后身热已退，咳嗽渐愈，饮食增加，诸症俱愈。（《吴佩衡医案》）。

按：此案多处显示"再兼服药参机变"之原则。其一，一派热象之中，服用苦寒凉下之药而病"愈进愈剧"，推知绝非阳证。其二，从其试服肉桂泡水，能够耐受，"吐出涎痰碗许，人事稍清，内心爽快"，进一步支持阴证判断。其三，最可奇者，病人吃一梨后，竟然

"忽发狂打人，身热大作，有如前状"，吃梨尚且如此，若进苦寒凉药呢？最终坚定阴证结论。陈修园曾言："良医之救人，不过能辨认此阴阳而已；庸医之杀人，不过错认此阴阳而已。"此案作了诠释。

5. 小便不利养阴效

金代，北京人王善甫病小便不利，目睛凸出，腹胀如鼓，膝以上坚硬欲裂，饮食不下，服甘淡渗利之药不效。名医李东垣诊后说："病深矣，非精思不能处方。"返家深思此症，直到半夜，忽有所悟："吾得之矣。膀胱者，津液之府，必气化乃出焉。前用渗利之药而病益甚，是气不化也。王冰云：无阳者阴无以生，无阴者阳无以化。甘淡渗泄皆阳药，独阳无阴，欲化能乎？"次日清早，赶至病家，处以养阴药，效果立显。

按：此病若单从症状着眼，一派水湿偏盛之象，断无养阴道理。但"服甘淡渗利之药不效"。东垣"深思此症，直到半夜"，方有所悟，所凭还是着眼于从前用药，参以机变，悟出病之肯綮，投药方愈。

七、格物致知悟医理

名医范文甫曾治黄某，"苦不寐，百药不能治"——苦于失眠症，服了很多药也治不好。范氏处以百合30g，苏叶9g，3帖而安。有问曰："此治不寐而效，本何书？"范答曰："我尝种百合花见其朝开暮合；又种紫苏，见其叶朝仰暮垂，取其意而用之。"

按：百合、苏叶二药，本草书未见记载安眠之功，范氏从其朝夕变化而悟出助眠之效，临床疗效亦验证了这一点。此由观察花木现象中而悟出医道一例。

明朝开国之初，太祖朱元璋召见二位老者，问他们从事何业？一老者答："业医"。帝问："卿为医，可知蜜有苦而胆有甜乎？"答曰："蜂酿黄连花则蜜苦，猴食果多则胆甜。"帝曰："是能格物者"，擢升为太医院使。因为"能格物"就混了个太医院院长的官儿，太幸运了。但朱皇帝择医的标准却是有道理的。所谓格物，就是推究事理。岐黄之道就是从各种事物现象中观察、推究而总结出来的。

"候之所始，道之所生。"（《素问·五运行大论》）所谓"候"，指表现于外的各种现象，如气候、物候、病候等；所谓"道"，指事物内部的规律、法则。"候之所始，道之所生"，意谓由事物的外在现象总结归纳出事物的内部规律法则。即"候"生出"道"，"道"源于"候"。所谓"善言天者，必应于人；善言古者，必验于今；善言气者，必彰于物；善言应者，同天地之化。"（《素问·气交变大论》）中医理论就是古人仰观天文，俯察地理，中晓人事，远取诸物，近取诸身，由大自然的气候、物候与人体变化联系起来，取类比象总结出来的，即"候之所始，道之所生。"中医提壶揭盖、畜鱼置介、增水行舟、釜底抽薪、引火归原等治法，都是在格物致知精神引导下观察总结出来的，已故名医方药中先生认为"候之所始，道之所生"是中医理论产生的物质基础，这对我们理解中医理论是很重要的。

"格物之学，最为医家要务。凡物性之相制、相使、相宜、相忌，与其力量之刚柔长短，皆宜随时体验，然后用之无误。"（《重庆堂随笔》）朱丹溪有诗句："学农未便妨书读，观物时常识化机。"唐容川说："顾医之难也，非读书识字则不能医，非格物穷理则不能医，非通权达变更不能医。"（《医学见能》）都是讲格物致知的道理。善能格物者，必然致知，多知。翻阅古今医案，常能看到名医格物致知，用于临床的有趣故事，下面举几个例子印证。

---

1. 淤泥诱蛭寓巧思

宋代有卫某好狎游，患病羸瘦如柴，众医皆以为痨瘵。治疗三年，其病愈甚。适逢名医刘大用路过其县，邀往视之，切其脉亦谓痨瘵。然用药月余，并无寸功。乃详问其致病之由，久之乃肯言说：曾于六月间饮酒于娼家，与娼喧争大醉，独卧于黑桌上，稍醒而渴，求水而不可得，看桌前有一菖蒲盆，水极清洁而饮之，从此疾病发作。刘暗喜，遂令仆人掘取田间淤泥，以水沃满静置。取清汁两杯置其旁，令他随意而饮。病人素苦其疾，一饮而进，须臾肠胃间攻转搅痛，久久始定。继而投以泻药百粒，随即大泻，下有水蛭六十余条，顿觉胸抱豁然。刘曰：此因盆中所藏水蛭入于腹中，借膏血滋养，繁育种类，每每粘着五脏，牢不可脱。思其所嗜好者，非淤泥不能集之也。病虽已去，然尪羸无力，另外施药调理，至八十日

乃平复。(《夷坚志》)

按：此案似有不可思议之处，然其思水蛭所嗜好者，"非淤泥不能集之也"，确具格物巧思。另据《中国食品报》2000 年 11 月 25 日报道："患者王某腹部疼痛已有三年多时间，最近经南京一家医院检查，发现其胆囊变大，为正常人的 2 倍。经进一步检查，发现王某的胆管内有许多蠕动的褐红色小虫，医生将小虫取出一看，竟是活生生的小蚂蟥，共四十多条。据王某介绍，他于 3 年前曾吃过大量田螺，可能是附在田螺上的蚂蟥未被煮死而进入体内，并在体内生息繁衍。"可见古人此案并非虚枉，确有事实可证。

2. 风云观测悟医方

明朝周慎斋，安徽名医。中年得了腹部中满之证，遍访名医乏效，广搜药方又不敢贸然试用。某晚，慎斋强打精神坐在院中赏月。突然乌云遮月，他立感心胸憋闷。少顷，清风徐来，云散月朗，胸部随之亦舒。慎斋恍然有悟：云属阴，风属阳，阳气通畅，则阴云消散，"吾病亦如是乎？"于是自拟和中丸，温中行气通阳，方取肉桂、炮姜、川椒、白术、苡仁、砂仁、车前子、陈皮等组成，服之一月而愈。

按：此由观察风云加上切身体会而悟出阴阳之理，可谓善于格物者也。

3. 倒凳悟湿治消渴

明代名医杨贲亨治一病消谷善饥者，前医多从火治，用些清滋套方不效。贲亨接手也久思不得，未便出方。忽见厅堂上木凳自行扑倒。视之，乃因湿气腐蚀使然。贲亨忽然悟道，火能消物，水亦能消物，断为"此系湿消尔"，投热剂而愈。

按：由木凳因湿而腐，悟出水能消物，不独火尔，也算是"候之所始，道之所生"一例了。今有人报道，消渴非皆燥热之证，每属湿盛阳虚之证，可以说验证了上述道理。请看附案：

王某，男性，36岁。曾因口渴多饮在某医院查空腹血糖10.32mmol/L，尿糖（+++），诊断为"糖尿病"。口服各种降糖药，中医治疗，病情时好时坏，1983年10月求治：面色㿠白，精神不振，头晕目眩。口渴欲饮，饮而不解，夜间尤甚，尿频，腰膝冷痛，阳痿，气短懒言，脉沉细无力，舌苔白腻质淡。空腹血糖15.26mmol/L，尿糖（+++）。此属气虚肾亏之证，治宜益气温阳，方用真武汤：

附子20g，干姜20g，茯苓50g，白芍50g，白术30g。守方10剂，诸症渐消，空腹血糖4.44mmol/L，尿糖正常，脉沉缓，舌淡苔白。嘱服用金匮肾气丸2个月以巩固疗效。（《火神派示范案例点评》：桑景武治案）

本例患者口渴欲饮，夜间尤甚，乃肾气不足，命门火衰，气不化津，津不上潮所致，故用温肾益气壮阳之法。如不加洞察，沿用常法，妄用寒凉则谬之千里，正如《医门法律》所言："凡治消渴病，用寒凉太过，乃至水胜火湮，犹不知反，渐成肿满不效，医之罪也。"

4. 舟上闻道治菱积

某日，叶天士乘船出诊。所乘船只刚刚新抹了桐油，光亮如新。时值初秋，水上风来，精神一爽。忽闻岸上有人大声吆喝，称桐油新抹，不能接近菱塘，菱秧遇到桐油，就要枯萎而死，命令船只改道以避之。天士自思：桐油为涌吐顽痰之品，不想其与菱相克也。

某日，有妇女抱小儿就诊，其病为伤食，已经更换三个医生无效。天士亦诊为食积，但似与寻常食积不同。询之，知为吃菱角过多所致。猛然忆起舟中之事，遂于消食药中加入桐油一味，其病顿愈。

按：许多中医中药治病道理就是这样得之，天士可谓善于学习之辈。

5. 望梅偶得治久胀

清代名医程杏轩儿子患病腹胀，自夏至冬，缠绵不愈，渐至食入则呕，腹大如鼓，已成单腹胀，百治不效。时值腊月，杏轩行至后园，忽见梅花初绽，触景生情，随即采摘数十枝，令以开水冲泡代茶，日饮数次。后又合以木瓜、橘饼及酒，啜饮3日，腹中微鸣，不时矢气，已见转机。旬日，胀势减半，食入不呕，一月后腹胀全消。

时人甚奇，问梅花治胀出于何书？程答曰："运用之妙，存乎一心，此予之会心偶得，无古可师。大概梅占先春，花发最早，其气芳香，故能舒肝醒脾。橘皮调和诸气；肝以敛为泻，木瓜酸柔，能于土中泻木，更借酒力，是以得效。"

按：梅花治此久胀，程氏似乎"会心偶得，无古可师"，实则素有根底，顺势体悟，方能一触即发。若胸无点墨，望梅恐怕亦只能熟若无睹。故悟性固然得之于天机，后天努力也不可或无。

6. 粥皮巧治皮肤病

邹大麟，清代宜黄县名医，生平治病，不执古方，时出新意。有金姓病人得一怪病，遍体发痒，搔之乃止，肤如蛇蜕，历治不瘳。问治于邹大麟，公曰：毋须药，令其妇取红米粥皮饮之，渐然而愈。

询其故，公曰："凡物皆有精华，皆浮于上。粥皮者，米壳之精华也，养阴润燥。红者入血分也，以皮理皮，物以类从，有何怪哉。"

按：此案颇具巧思，以脏补脏，以皮治皮，古法有之。邹氏所言医理，亦令人服。

7. 鸭涎妙治螺鲤喉

清时，某富翁中年得子，孩子一周岁时，忽然整天啼哭，乳食不进。请来多位医生会诊，因为药难下咽而无办法，众医先后离去。只有某医生，素精儿科，留下未走，但也始终不明白小儿病因。偶然游到后园，见一妇人为小儿洗衣服，脸上泪流满面。问她因何而泣，答曰："我一家老小十口，全赖我哺乳此小儿维持生计，今小儿若治不好，我即丢了饭碗，一家难以生存，怎得不哭？"某医告曰："我是医生，反复观察小儿指纹，并无病象，但不知小儿啼哭不乳的原因，你若知道，可告于我，我会设法治好他，你家温饱也可保全。"妇人说："前天我抱小儿在池边玩耍，小儿抓起石上田螺放入口中，我急忙用手抠，结果卡在咽喉。此事只有我知，先生当须保密。"

某医去见富翁，笑曰："我想出一个妙法，可愈小儿此疾。"令购买肥鸭百只，用绳绑好，鸭头朝下挂起来，再以大肚容器接收鸭嘴流出的涎水，用壶灌入病儿口中，不到一顿饭工夫，小儿哭声已止，开始进乳。（陆晋笙《医谈录旧》）

按：鸭以田螺为食，故而鸭涎可以化之，此由格物推理而得。

8. 鸡涎治疗虫咬伤

沪上名医陈存仁幼年时，半夜手指被蜈蚣咬伤，家长急忙翻阅

《张氏验方新编》，看到鸡涎能解蜈蚣毒的方法，于是捕捉一鸡，把鸡嘴用手掰开，将被咬伤的手指伸入鸡嘴，浸润于鸡涎中，"顿觉滑润凉快，片刻之间，疼痛即止。"次日再看手指，上有两个黑点，即为蜈蚣所咬的毒痕。事隔多年，"犹能记忆犹新"。（陈存仁《津津有味谭》）

按：此案与上案颇有异曲同工之趣，鸭以田螺为食，鸡善食蜈蚣，故鸭涎可化解田螺，鸡涎可解蜈蚣之毒，两案为证。

9. 芳香药物治肿满

有一人患水肿多年，久治不愈。听说范文甫医术高明，前往求治。范详细询问了病史，患者告说：开始是因多吃了桃、李等水果，导致食少纳呆，小便渐少，大便稀少不畅，继而引起水肿。范让患者服红灵丹 0.6g，连服 3 天，泻下秽物极多，水肿及腹胀消除。再服 3 天，彻底痊愈。有人问范先生："红灵丹为什么能治肿胀？"范回答说："红灵丹气味芳香，水果怕香气，闻到香气则果落。凡由过食水果引起的疾病，都可用芳香类药物治疗。"

按：红灵丹由麝香、冰片、朱砂、礞石、硼砂、雄黄、牙硝组成，功能祛暑开窍，解毒辟瘟。

10. 以豆喻理辨鼻衄

史宝，明代肖山县名医。一人冬月鼻出血不已。史宝教服胡椒汤，然胡椒性热，其人以为戏言也，因问其故。其时正值收豆于院中，史宝置数粒于斗中急急荡之，宛转上下自如，稍缓之时豆即跃出。乃谓曰：此即君之病矣，人之营卫调和则气血流通，君脑中受寒，故血行涩，涩则不得归经，故溢出耳，非热疾也。服胡椒果愈。

按：史宝以豆喻理，指出受寒血涩也可导致血不归经而出血，为血证的辨治开一法门，今之医家视出血为热证者不知几何，当由此喻受到启发。本案发于冬月，似亦为辨证眼目。

八、医者意也成于思

岳美中曾治一季姓 10 岁女孩，其父亲抱持而来。合眼哆口伏在肩上，四肢不自主地下垂软瘫，如无知觉之状。其父诉称孩子之病已经三天，每到中午时分和夜半子时即出现这种症状，呼之不应。过一小时，即醒起如常人，延医诊视，不辨何病，未予针药。岳见病状，亦感茫然，讶为奇症。乃深加思考，悟出子时是一阳生之际，午时是一阴生之际，子午两时正阴阳交替之时。女孩于这两个时辰出现痴迷及四肢不收病象，当属阴阳失调之证，想到小柴胡汤是调和阴阳之剂，姑投二帖试治。不意其父亲隔日来告，服药二剂，病已霍然而愈，明日即拟上学读书。

按：从现代医学角度看，此症恐怕难以确诊，更无从治疗。但岳美中先生"深加思考"，认为子午二时正阴阳交替之时，此时出现征象，当属阴阳失调之候，用小柴胡汤亦属的对之方，故能收此良效。"深加思考"，乃是治此奇症的关键。

"医之为言，意也"，最早出自东汉名医郭玉之口，此言一出，即被后世反复引用，代有发挥："医者意也，在人思虑。"（《旧唐书·许胤宗传》）"医特意耳，思虑精则得之。"（《新唐书本传》）"医之病，病在不思。"（罗天益语）

"医者，意也。凡治一病，对于天时之寒暖，人事之劳逸，体格之强弱，年龄之老少，病前之饮食起居，平素之有无宿恙，一一皆当推究，以意融会之，自有的对之方，得于心应于手。"（《留香馆医话》）

"人生他事犹或可率意为之，独至医之一事，必须细心考究，临

证倍加战兢，然后能审脉辨证，用药无讹。至于倥偬稠杂之际，尤须细心检点，不可苟且草率。"（吴天士语）

上述观点强调的都是思虑，推究，细心考究，此乃"医者意也"的基本内涵。

再有名的医家也不可能看尽天下之病，"人之疾病，非耳目所能尽也。"（萧伯章语）难免遇到各种疑难疾患，一时无以措手，斯时必须精思熟虑，详细推究，"独出其学识以发药，卓卓乎不随庸众之见"，解决了许多疑难问题，古今医家都作出了典范。

---

1. 撒尿齿痛从肾治

安徽名医戴星甫精于脉学，诊脉时合目凝神，不容旁人插嘴，三部九候，一丝不苟，每诊一人，费时约20分钟。在天长县行医时，遇到松柏堂药店女主人得一怪症：自成年以来，每当撒尿时牙齿必痛，溺已则痛止，久治不效，已拖延20余年，遂耻于求医。戴氏诊脉察色，开出六味地黄丸作汤，加补骨脂三钱，服5剂痛减，再5剂而病除。有弟子请教，戴氏曰："肾司二便，主骨，齿为骨之余，溺时齿痛者，肾虚也。六味地黄丸乃补肾祖方，故而取效。此症医书中无记载，推理得之耳。"

按："此症医书中无记载，推理得之耳。"意谓经过思考、推理而得之。

2. 小便为通瘀妙品

周某，年三十许，患伤寒，医药遍试不痊。适逢名医萧伯章以戚病往视，遮道挽诊，云刻已外症毫无，但精神恍惚，不甚省人事，时欲就卧房溲桶以面向之，禁之即大叫，伸拳击人，疑为祟凭，僧巫祈祷几无虚日。脉沉结，溲便如常，舌苔微黄而晦。萧以症疑未审，约以明日至余戚家取方。

亲戚怀疑萧欲索要厚礼方肯给方。萧曰："非也，症状未审明白，需要回去揣摩一下，故不予方。"至家乃细思此症：《内经》云"血在下如狂"，仲景亦曰"热结膀胱，其人如狂"，是即伤寒蓄血证也。此症恍惚不省人事，及大叫伸拳击人，即如狂之见症。人身小便为通瘀妙品，妇科产后常用以治瘀血，病者时欲面向便桶，意其内既有瘀血，其脏腑必有窒碍难言之隐，故借吸入溲气以宣其郁。由此可知，其症当属蓄血证也。次日，其家遣人索方，授予桃核承气汤，二剂而愈。

上症讨论毕，一士人即曰：上年曾见一人，贫无立锥，寄人篱下。一日忽然患病，不知缘起，久之如醉如痴，未曾用药。人疑其癫，闭之室中，任其生死。越三日，疾竟大瘳，呼人开门。审之精神语言与平常无异，遂将其放出，奇怪其为何不治而愈，病者亦不能言其所以。主人注意到室中原有小溲一大桶，今干竭无余，地面亦无一毫湿痕。惟旁一破碗，溲臭不可闻，知其必因渴饮尽也。今闻先生小便治瘀之论，似与所见者相类。萧曰：然哉然哉！因并录以为医学启悟之助云。（《遯园医案》）

按：此症确实怪异，时欲扑向溲桶，"禁之即大叫，伸拳击人，疑为祟凭"，难怪萧以症疑未审，"需要回去揣摩一下，故不予方"。"至家乃细思此症"，病者时欲面向溲桶，因其内既有瘀血，故借吸入溲气以宣其郁，"其症当属蓄血证也"。故予桃核承气汤，二剂而愈。无独有偶，有士人讲了另一案例，确实"似与所见者相类"，证明小便治瘵之论不妄也。

3. 子夜发热从胆治

一婴儿出生十小时即啼哭不止，子夜开始发热，体温 39℃ 以上，多方检查未见异常，治疗乏效。遂延某中医治疗，因思子时属胆，从胆议治，投以小柴胡汤去人参加味，于发热时内服，一天 6～7 次，同时将药研末以酒与麦面调敷脐部，服二剂，热退病除。

按：此症与上面岳美中治案异曲同工。

4. 识辨胸水有眼力

唐果，清嘉定县名医。曾治某官人之妻，得病甚是奇怪，卧则气绝欲死，起立则如常人，医者皆不识其症。唐果接手诊治，断为"悬饮（即胸水）"，人问其故，曰："饮在喉间，坐之则坠，故而无害；卧则壅塞诸窍，不得出入而欲死也。"投以十枣汤，应手而愈。（《嘉定县志》）

按：此症确实"甚是奇怪"，唐果所论悬饮形成之理，当是推导思考乃得，顺理成章，令人佩服。

5. 寒入血室悟奇症

吴天士治一女患，病甚奇怪，每日间屡发寒战，发时扬手掷足，浑身颠簸，身体凭空跳起一二尺高。前医或用发散，或用养血，药俱不效。右脉略有一线，左脉全无，视其面色如平常时，舌色微白，问其病状，应对清悉，精神爽朗。吴氏认为此病无脉，然却不死，细细思索："伤寒书有热入血室一证，既有热入血室之证，又岂无寒入血室之证？古人往往只说一半，后之明者自可悟其全，如东垣云气有余便属火，后人因悟气不足便属寒。夫热入血室者，病由三阳经入，虽受寒亦为热病，故谓之热入血室。血室者，肝也。由月信行时，热邪乘之而入也。此疑其为寒入血室者，原无外感三阳之证，想亦由月信行时，血室正虚，寒气客之，肝脏有寒，郁闭不得出，所以筋脉收束而战栗惊跳也。彼之热入者，凉以解之，则此寒入者，自当温以舒之也。"

如法用肉桂温逐肝经之寒，柴胡疏通肝气，当归、川芎助肝经之血，丹参去污生新，吴萸引药入肝，天麻搜肝经之余邪。"服下一剂，是日便安静熟睡，绝不战跳矣。十日之奇病，一剂立愈。"（《吴天士医话医案集》）

按：此症确实奇怪，然吴氏细细思索："伤寒书有热入血室一证，既有热入血室之证，又岂无寒入血室之证？古人往往只说一半，后之明者自可悟其全，如东垣云气有余便属火，后人因悟气不足便属寒。"由是考虑到寒入血室之证，思路对头，用药即效，"十日之奇病，一剂立愈。"

6. 因时治宜察病情

姜福泰，清德阳县名医，善治奇证。有王某之女，年12岁，与母亲一同回宁山。行走不到数里，头面忽然肿胀，自发际至耳项，闭目合口，莫可名状，泪如槐汁，面如涂炭，光滑可鉴。众医骇然，或投以祛风解毒之品，其肿益甚，束手无策。福泰诊之，说："此因夏秋湿气大行，湿热相搏，人感染之而为肿。甚则蕴久化火，火灼而为面黑。不然，何以泪出黄汗与胆汁无异耶？"其说令人钦服，乃进茵陈蒿汤、五苓散，服之即获良效。（《德阳县志》）

按：此症头面忽然肿胀，面如涂炭，确实奇异。姜福泰考虑到天时湿气为患，类似黄疸，如法治之即获良效。经云："必先岁气，无伐天和。"治病必先注意气候特点，急性外感病尤须强调。

九、用意飘然思不群

元·滑伯仁"治人疾，不拘拘于方书，而以意处剂，投无不立效。"某年秋日，滑氏游虎丘山。适有一富家孕妇难产，想请他出诊，同游者游兴正浓，不让他去。其时适有一片梧桐叶落地，滑遂拾起交给病家说："拿回去赶快用水煎服作汤喝下。"过一会儿，病家来人报说，小儿已产。众人皆奇，问此方出自何书？滑答曰："医者意也，何方之有？夫妊已十月未产者，气不足也。桐叶得秋气而坠，用以助之，其气足，宁不产乎？"后人有效仿而用之无功者，非其时也。（许浩《复斋日记》）

本案从"秋叶当落"的自然规律中悟出其引经助产之功，确为医意妙笔。类似故事还见于叶天士："邻妇难产，数日死，他医业立方矣。其夫持问，天士为加梧桐一片，产立下。后有效之者，天士笑曰：吾前用梧桐叶，以是日立秋致耳，过此何益？其因时制宜之巧如此。"（《浪迹丛谈》）

鲁迅先生曾在《朝花夕拾》中引用本案，并评说："医者意也，其时是秋天，而梧桐先知秋色。其先百药不投，今以秋气动之，以气感气。"看来，鲁迅先生是理解"医者意也"的含意了。

《素问·示从容论》曰："夫圣人之治病，循法守度，援物比类，化之冥冥。"是说良医治病，既能够遵循法度，还能援引他类事物进行比较，通过取类比象，取法奕道、兵法等，"化之冥冥"，恍悟有悟，"灵机一动，计上心来"，突破常规，创造出新颖独特的新思路、新方法，如同诗仙李白一样，"白也诗无敌，飘然思不群"。此种飘然不群，出奇制胜，乃是医意之最高境界。上案滑氏落叶催生即是典型例子。

当然，这种出奇制胜的用意方法一般俗子很难达到，必须学养渊博，才高识妙者才能达到这一境界。"巧妙讵能骤得，必博览群书，简练揣摩，由博返约，加之临证多则见识广，所谓熟能生巧是也。"（《医法心得》）提示我们必博览群书，见多识广方可以做到。且看古人例子。

---

1. 葵花籽奇治顽症

浙江慈溪袁某生一怪病，寒热如疟，缠绵12年之久，形体憔悴，遍请名医诊治无效，慕名延请范文甫治疗。范至袁家后，见其卧室窗扉紧闭，身裹绵衣，诊后竟一时亦难认症。正思忖间，家人送上茶茗。范呷一口，觉得荷香扑鼻，遂问，"此系何茶？"袁答："此系自制荷露茶，取上等茶叶，傍晚纳于荷瓣中，次晨取出，如是十余日始成，然后阴干密藏，余非此茶不饮。"听后，范心中有悟，即对袁说："我有仙丹可治此病，但需送我一斤荷露茶。"范归，买来2斤葵花籽，炒熟后回赠于袁，并告之仙丹日后送上。袁闻葵花籽味香，每日食之。不多久，寒热已除，宿疾已愈，遂亲至范家感谢："病已痊愈，不需再服仙丹了！"范大笑说："你已服仙丹而不觉也。"袁不解，范说："你的病系由久饮荷露茶所致，此茶清凉阴寒，久服阴寒入内，阴盛阳衰，寒热交织，故而发病。葵花向阳，受太阳精气最重，以日晒露，露见日即开，其凉气亦即消失。对症下药，岂非仙丹妙药！"

按：为医者应当细心推究事理，范氏鼻闻目察，加以口问，终于推知袁患症结，由荷露茶清凉阴寒，久饮耗损阳气推知发病之因。所用治法也十分别致，考葵花向阳，受太阳精气最重，以日晒露，露见日即开，从而祛病。此亦飘然用意之范例，非大家难以有此手眼。

2. 交骨不合蛤壳治

叶天士的儿媳临产以后，交骨不合，多次投药不效。恰巧天士脚踩一物，有声音，弯腰拾起，视之乃是蛤蛎之壳，随即拾起令以此物煎汤，服之即愈。盖蛤蛎之类其形皆两片相合，性本喜合不喜开，用治交骨不合，取其性也。其转合之窍，亦与人骨窍相类，故以类相求耳。(《聊斋续编》)

按：交骨不合，投药不效之证，竟以寻常蛎壳治愈，十分新奇。尤妙在恰巧脚踩之物，竟然触动灵感，也算援物比类，计上心来。

十、治之但扶其真元

黄某，男，44岁。以腰痛数年而住某医院治疗，经X线摄片检查，右肾肾盂有十粒结石影像，小如花椒，大至蚕豆，诊断为"肾结石"，因体虚不能耐受手术，出院延吴氏诊治：腰痛已久，时有所发，痛如绞作，延及腰腹，下引宗筋，痛甚则神怯而畏寒肢冷。小腹胀痛，小便短涩。饮食欠佳，精神缺乏。舌苔白滑而厚腻，脉沉迟无力。辨为肾脏寒极，寒湿不化，内结成石，以温肾扶阳温化之法主之，投以四逆汤加味：附片60g，干姜40g，桂枝30g，茯苓30g，上肉桂10g（研末，泡水兑入），杜仲10g，北细辛6g，甘草6g。服药11剂后，相继经尿道排出结石四粒，其中一粒较大者，排出时嵌于尿道口，尿线中断，其痛非常，经用镊子夹出。X线复查，尚余6粒结石，但影像均较前为小，原大如蚕豆者已不复见。肾寒日久，腰尚冷痛，继以扶阳温化主之：附片100g，干姜50g，北细辛6g，苡仁30g，桂枝30g，狗脊10g，上肉桂10g（研末，泡水兑入），甘草10g。因服药有效，信心不移，连服不断，病情大减，食增神健，体质大为好转，前后相继数十剂，腰痛已不复作，开始恢复工作。再以上方加减，数月后，最后一粒结石亦随尿排出。(《吴佩衡医案》)

按：肾结石治疗，一般不离海金沙、金钱草之类利水通淋套方套药。本案见石不治石，而能成功排石，靠的是"治之但扶其真元"的火神心法，从扶阳入手，用大剂四逆汤加味。全案始终未用一味排石药，专从阴寒湿盛着眼，不治石而治人，竟能愈此结石重症，体现了扶阳的威力。

按：郑钦安有"万病一元论"："总而言之，万病起于一元伤损"（《医法圆通》卷二）。强调万病皆因元阳受损引起："外感内伤，皆本此一元有损耳。""病有万端，亦非数十条可尽，学者即在这点元气上探求盈虚出入消息，虽千万病情，亦不能出其范围"（《医法圆通》卷三）。"总而言之，元阳为本，诸阴阳为标"（《医法圆通》卷二）。

既然万病"皆本此一元有损"，顺理成章，治疗就应从扶助元阳着眼，由此，他提出一个重要的治疗大法，即"治之但扶其真元"。"此处下手，便是高一着法。"反之，若头痛医头，见症治症，"名目愈多，旨归即晦。""旨多反晦，诚不若少之为愈也"（《医法圆通》卷一）。

他以中风为例，突出表达了这种观点："众人皆作中风治之，专主祛风化痰不效。予经手专主先天真阳衰损，在此下手，兼看何部病情独现，用药即在此攸分。要知人之所以奉生而不死者，恃此先天一点真气耳。真气衰于何部，内邪外邪即在此处窃发。治之但扶其真元，内外两邪皆能绝灭，是不治邪而实以治邪，未治风而实以祛风，握要之法也"《医理真传》卷二。也就是说，并非见风祛风，见痰化痰，而是"专主先天真阳衰损，在此下手"，"治之但扶其真元"。

又如外科疮证，"无论发于何部，其疮痛如刀劈，忽然红肿，其色虽红，多含青色，人必困倦无神，脉必浮大中空，或大如绳，或劲如石，其唇口舌必青黑。务在脉息、声音、颜色四处搜求，始能识此等证候，切勿专在疮上讲究……若视为寻常之疮治之，则速其死矣。"

总之可悟郑氏推崇扶阳的真谛，即非头痛医头，脚痛医脚的对症下药，而是"治之但扶其真元"，此乃"握要之法"。通俗些说，即摒弃对症用药，专用附子、干姜四逆辈扶阳，这是一个十分独特而重要的治疗理念。下面举例说明在具体病证中的运用：

1. 泄泻治案

（1）冯某，年已古稀，忽患下利清谷，请高姓医诊治数日。高医固负盛名，熟读伤寒，用药俱大补大温之剂，以附子理中汤更重加归芪之类。服药以来，下利不减，且四肢厥逆，无脉，胃气已败。予诊毕断曰：证诚重笃，但必利止后，脉渐出始有生理。即用四逆汤日夜连服，次日下利止。（《黎庇留经方医案》）

按：郑钦安指出，"凡久病与素秉不足之人，有肠鸣如雷、泄泻不止者，此乃命门火衰，脏寒之极，急宜大剂回阳。若以利水之药治之，必不见效。予曾经验多人。"

本案下利清谷，高医虽然"熟读伤寒"，然用药"以附子理中汤更重加归芪之类"温补，但"下利不减，且四肢厥逆，无脉，胃气已败。"毛病出在扶阳而夹以参术芪一类补药。郑钦安屡次戒人："今人亦有知得此方（四逆汤）者，信之不真，认之不定，即用四逆汤，而又加以参、归、熟地，羁绊附子回阳之力，亦不见效。病家等毙，医生束手，自以为用药无差，不知用药之未当甚矣"（《医理真传卷四》）。本案即是明证，黎氏深谙此中诀窍，改以四逆汤单刀直入，挽回败局。

（2）医生潘少干，日中多饮水，以数日未大便也。睡至四更，大便初硬后溏，颇以得大便为快。嗣后连下三四行。次早回家，延余诊之。与真武汤去芍药加干姜，服后，下利不减，且腹痛。下午余复往诊。至则客座为满，多系业医者。

有爱余者悄然问曰："病势如何？"余曰："君爱我甚厚，然今日之事，我苟不负责，则无人能治焉。前方非不对证，奈法高一丈，魔高十丈何？当以大剂猛药为之，必效。"遂主以大剂四逆汤。病家睹方疑信参半，延至入夜，汤成而尚未服。余又至其家，见案头置浓煎之药一碗，而众口纷纷莫衷一是。

余慨然曰："若药有不合，我当任其咎！"正议论间，病人已手足厥矣，牙关闭矣。其妻彷徨无措。余命将药渐次灌入，并速其再煎一剂。汤未成而病者能言，叹息不已。然手足未暖，又疴。余续进此剂，疾遂告止。次日用理中汤加附子以开其胃，尽日无疴。（《黎庇留经方医案》）

按：从扶阳角度看，真武汤药力显然不敌四逆汤，黎氏虽然去芍药加干姜，犹不如四逆汤药专力宏，此案证明这一点。

2. 便秘治案

（1）某女，年近40岁。先患大便不利，医者与玉竹、麻仁、牛膝等药，驯至小便艰涩，久之月事亦不通，身微热，已延五月。腹满胀，胸膈时痞时宽，饮食减少，困倦嗜卧，更换数医，均用滋润破气及行血之品。

诊脉沉迟而涩，舌苔湿滑而暗。余思疾本阴寒，今因误药，由气分而累及血分，气血交并，药当气血并治，才能有济；继思气为血帅，气行则血行，毋庸多惹葛藤；倘气治而血不和，转方调血，正自容易，遂决定单从气分斩关夺隘。疏方用大剂通脉四逆汤冷服，嘱每日必服2剂；并用半硫丸2两，分作7日，每早食前淡姜汤送下，许以服完即愈。

嗣后不十日，药完而疾愈，即授通脉四逆汤加人参，令其守服

10余剂，平复如常。厥后上症验案甚多，以无甚出入，不复赘云。（《遯园医案》）

按：此案系阴证便结，误用润下，导致小便也艰涩，全身阳气大衰，虽有"月事亦不通"之血分见证，但遵"气为血帅，气行则血行"之理，"决定单从气分斩关夺隘，毋庸多惹葛藤"，疏方用大剂通脉四逆汤投治，单刀直入，不夹血分之药，每日必服2剂，"服完即愈"，再次证明了"治之但扶其真元"的观点。

另有易巨荪治内侄梁某，少年身甚弱。辛卯八月，偶食生冷，腹痛，大便不通，不食不卧，苦楚异常，晚上尤甚。本人欲通大便，拟服攻下之药。易察其神色青暗，舌滑白，脉细小，断为冷结关元。投以四逆汤，数剂而愈。

（2）邓某，女，84岁。便秘，口苦食少，尿热，神差欲寐，舌淡，脉沉细尺不显。处方：

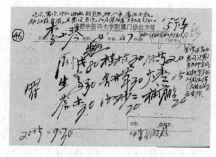

曾辅民处方

附片50g（先煎），干姜40g，炙甘草20g，肉桂10g（后下），炮姜20g。2剂。其后因咳而就诊，述服上药后症状消失。（《擅用乌附——曾辅民》）

按：此案与上案相似，亦属阳虚便秘，认定阴证眼目在于"神差欲寐"及舌脉之象。虚阳下陷而现尿热，不是心热之症；虚阳上浮而现口苦，亦非胃火。

3. 头痛治案

彭某，患头痛 5 年，凡疏散补泻之药尝之殆遍，均鲜疗效。迄今头隐作痛，乍止乍作，恒畏寒，喜戴帽或厚带缠结，略觉宽解一时。人日渐清瘦而饮食如常，未尝急治。其脉细数无力，两尺尤虚，头痛喜热敷。肢寒身冷，舌白润无苔，尿清长，大便溏薄。脉证参合，乃系阴寒之气逆冲脑海，而无阳气以守之，故阴盛阳衰，成为阳虚头痛。惟阳虚头痛较之真头痛为轻，其来势也缓。若真头痛则不然，其来势暴，头脑尽痛，手足寒至节。两证虽有彼轻此重攸分，而治法则皆以抑阴扶阳为主，不过用药尚有等差耳。本证不特阳虚而脾土亦弱，拟用：黄芪 18g，白术 12g，附子 9g，肉桂 6g，细辛 3g。

4 剂病未衰减，仅痛时较前减短，畏寒如故。揆思证属虚寒，理应温补而效，其不效者，或因通阳药中参有补剂，反掣其肘而不能发挥回阳威力，不如专力侧重扶阳之为愈。因改拟白通汤，重用生附子以启下焦之阳，倍干姜大温中焦之气，葱白引阳气上通于脑以驱阴寒，浊降清升，病当自愈。服药后即觉一缕热气由下而上，达心胸则扩然开朗，通头脑则痛止神清，药效之神验若是，非臆所及。连进 3 帖，5 年沉疴顿即霍然。后用温阳益肾药进退调复。(《治验回忆录》)

按：此案颇耐玩味。辨为阳虚头痛当无疑义，但用了初诊方"病未衰减"。因思"其不效者，或因通阳药中参有补剂，反掣其肘而不能发挥回阳威力，不如专力侧重扶阳之为愈。"于是摒弃黄芪、白术类补药，改拟白通汤，"专力侧重扶阳"，"五年沉疴顿即霍然"，"药效之神验若是，非臆所及。"亦即"治之但扶其真元"观点的体现。

4. 腹痛治案

友人黄贡南，番禺积学士也。乙酉九月患腹痛，每食甜物少愈。医者以为燥也，用甘润之药不效。旋用下药，痛益甚。

延予诊视，六脉细小，喜按，口淡，倦怠，断为寒证。投以理中汤加木香，旋止旋发，夜间更甚。予曰："夜为阴，阴寒盛，夜间痛更甚也。"用通脉四逆汤加白芍十余服痊愈。(《集思医案》)

按：此案腹痛，先"投以理中汤加木香，旋止旋发"。以"夜为阴，阴寒盛，夜间痛更甚"为辨证眼目，专力扶阳，用通脉四逆汤加白芍而愈，值得揣摩。

5. 舌痛治案

李某，男，30岁。舌尖疼痛已二月，久治不愈，前医用黄连解毒汤等方未效。察其舌滑润多津，舌尖不红，口不渴，心不烦，脉沉无力，显系阴证。舌为心之苗，若属阳证，当见心烦、舌红、咽干、思水、脉数等象。今所见皆属不足之症，用黄连解毒汤实"以寒治寒"，徒自耗伤胃气。因据脉症改用四逆汤峻扶元阳：附片60g，炙甘草6g，干姜6g。服后舌尖疼痛大减，继服2剂即愈。(《戴丽三医疗经验选》)

按：此案认证准确，用药精当，单刀直入，尽显"治之但扶其真元"之旨。

6. 中风治案

陈某，女，65岁。因"脑血管意外"左侧半身不遂已经8年，口角歪斜，流清涎不止。每年秋冬开始卧床，次年春天可扶床缓慢移步。1971年冬求诊：入冬以来，畏寒蜷卧，重被覆盖，左侧半身不遂，骨瘦如柴，手足厥冷。头部发木，如盛盒内。脸面浮肿，面色苍白。舌质淡，苔白腻。分析半身不遂多年，阳气日衰，少阴寒化，阴寒内盛，阳虚水泛已极。急须回阳救逆，化气行水，以四逆汤并真武汤加减主之：制附片120g（久煎），干姜60g，炙甘草60g，白术30g，茯苓30g，炮姜60g，上肉桂15g（冲服）。

上方服一剂，全身发痒，如虫爬行。连服4剂，身上开始感觉轻松，头木之感渐消。上方随证加减：遇有外感风寒，加麻黄、桂枝、细辛；阳气渐回，则姜附酌减。其后又酌加人参、黄芪、当归、菟丝子等，以增助阳益气、活血养血之效。坚持服药半年，面色渐转正常，浮肿消退，食欲倍增，四肢变温，精神好转。1972年4月已能起床，依靠拐杖或他人搀扶，能缓缓移步；同年7月，可丢掉拐杖而行。七年来再未卧床不起，能料理家务。(《范中林六经辨证医案选》)

按：郑钦安论治中风，最能体现其扶阳理念："予常见卒倒昏迷，口眼歪斜，或半身软弱，或周身抽掣。众人皆作中风治之，专主祛风化痰不效。予经手专主先天真阳衰损，在此下手，兼看何部病情独现，用药即在此攸分……治之但扶其真元……握要之法也。"

本例中风偏枯已经八年，病势沉重，若按通常治法，可能以益气活血为治，选用补阳还五汤之类套方，李可先生曾谓："没治好几个"。范氏观其舌证，认为少阴寒化，阴盛阳衰已极，"治之但扶其真元"，投大剂四逆汤，随证加减，始终以扶阳为法。

7. 不寐治案

姚某，女，40岁。反复失眠20余年，加重10余天。患者在12岁时发高烧十余日，继则便秘，经输液治疗，热退后出现失眠，时作时愈。此次因上夜班三班倒，出现失眠十余日。彻夜不得入睡，迷迷糊糊，思绪纷纭，心烦，胆小，喜人陪同。头重，双足较手凉冷。大便稀溏，完谷不化，日日于凌晨四时如厕。有痰不多色白黏，纳可。夜寐双足不易转热，脸红，自觉发烫。口咽干欲饮水，饮水不多。形体虚胖，腹部松软，黄芪体质外观。夏天易汗、黄汗，头面易于出汗。舌淡胖，苔水滑，脉寸浮，关中取略弦，尺脉沉弱。处方：炙甘草30g，干姜25g，黑附子20g，肉桂6g，3剂。

3剂后即得安睡。(《姜附剂临证经验谈》)

按：久病失眠，兼有便溏、足凉面赤，参以舌脉及新近"三班倒"等因素，当属阳虚神浮，所谓"阳气者，烦劳则张"是也。处以四逆汤加肉桂，未用一味安神之药，竟然"3剂后即得安睡"，信是高手。

8. 便血治案

林某，男，68岁。麻黄体质外观。大便有鲜血滴出一周。自服生地煎剂不效。便后出血，血色鲜红，量不多，曾到县医院检查诊为内痔，服用痔根断无效。形体壮实，腹凸硬满，手足常温，自言一冬下来手足都是热乎乎的。长期大便日行三四次，不成形，味不臭，纳可寐安。舌淡胖嫩苔薄白，脉浮弦，稍重按则空。辨为阴寒内盛，相火外越，处方：

炙甘草20g，干姜15g，黑附子10g，肉桂6g，3剂。

3天后复诊，患者诉服药第二天血就止了，矢气增多，大便次数减少。上方去肉桂，6剂。（姜附剂临证经验谈）

点评：此案便血，患者"形体壮实"，"一冬下来手足都是热乎乎的"，似乎阳气不亏。然庄氏根据大便不成形，舌淡胖嫩，脉浮弦，重按则空等症，辨为阴寒内盛，相火外越，投四逆汤加肉桂扶阳摄血，服药次日即能止血，确具眼力。

9. 项疽治案

从兄念农之长子莘耕，素羸弱，年十岁时得项疽。外科用药内服外敷，溃久脓尽，流清汁，更以凉药服之，身冷汗出，困顿不支，脉微弱，不可按指，为疏四逆加人参汤，大剂冷服。三日，诸症悉平，疮口清汁转脓，改用阳和汤加附子而瘳。（《遯园医案》）

按：本案阴疽，外科显然按阳证施治，凉药致病人"身冷汗出，困顿不支"，已近阳脱，故先予四逆加人参汤回阳救逆，然后选阴疽正方阳和汤加附子，此中有轻重缓急之分。萧氏说："外科必识阴阳，方能为人治病。否则药与证反，或杂乱无纪律，势必轻者变重，重者即死，害与内科同等，不可不慎。"

10. 牙痛治案

（1）李某，女，61岁。牙痛甚重，牙龈无红肿，四肢不温，不思饮水，自汗食少，舌淡苔白滑，一派少阴虚寒之象。法宜助阳散寒，温通经脉，以附片30g（开水先煎透），干姜12g，细辛1.8g，甘草6g，令其煎服，一剂而愈。（《李继昌医案》）

按：牙痛一症，方书多认为热证，特别是急性者。本例牙痛，一派少阴虚寒之象，用药扶阳，剂量亦不太重，能"一剂而愈"，难能可贵。

（2）学生严某，门牙肿痛，口唇牙龈高凸，恶寒特甚，头痛体困，手足逆冷，口不渴，唇龈虽高肿，但皮色乌青，舌苔白滑质青，脉沉细而紧。请吴佩衡诊治，处予大剂四逆汤加肉桂、麻黄、细辛：附片90g，干姜45g，炙甘草9g，肉桂12g，麻黄12g，北细辛6g。

服后诸症旋即消失而愈。（《吴附子——吴佩衡》）

按：本例牙痛，辨为阴证夹表，处予大剂四逆汤加肉桂引火归原，略加麻黄、细辛辛散开表，药精剂重，可圈可点。

十一、善医者先医其心

清时，某省总督的公子年方二十，秋季考取了举人，忽然双目红肿，痛不可忍，日夜呼叫，乃请叶天士诊之。天士告云："眼睛红肿不必顾虑，可以自愈。所忧虑者愈后七日之内，双脚心必生肿毒，一发而不可治。"公子悲惧交加，再三求治。天士曰："服药已经来不及了，要紧的是先想法散去毒气，你要安心静息，以左手擦右足心36次，以右手擦左足心36次，每日如此7遍，待7天后再来诊治。"如法施行7日后，公子来诊，告云："眼睛红肿已愈，不知足心之毒还能发否？"天士笑曰："上次所说毒发是假。公子乃富贵中人，所忧虑者死也，则其他欲念皆绝，让你一心注意到足心，以手擦足，可以引火下行，眼睛红肿因而痊愈。"这正是：眼病治眼，越治越重；眼病治脚，火下心静。（《聊斋续编》）

此案表明，疗人之疾更要"疗人之心"。"情志之郁……全在病者能移情易性，医者构思灵巧。"（叶天士语）后世将其归纳为"移情易性"疗法，历代名医都很重视这一点。清·尤乘指出："疗人之疾而不知疗人之心，是犹舍本而逐末也。不穷其源而攻其流，欲求痊愈，安可得乎？"无情草木不能治有情之疾病，《内经》所谓"精神不进，志意不治，故病不可愈"。

"善医者先医其心，而后医其身，其次则医其未病。"（《青囊秘录》）"推之治一切心病，药所不及者，亦宜以心治心。"（《王氏医存》）都强调了"善医者先医其心"这一点。

吴鞠通更有体会："凡治内伤病，必先祝由。祝，告也；由，病之所由出也。凡治一病，详告以病之所由来，使病人知之而勿敢犯；

又必细体变风变雅，曲察劳人思妇之隐情，婉言以开导之，庄言以振惊之，危言以悚惧之，使之心悦情服而后可以奏效，予一生治病得力于此不少。难治之人，难治之病，须凭三寸不烂之舌以治之。"（《医医病书》）

俗云："名医难治心头病"，其实许多名医善于"疗人之心"，留下了许多病例，应该说"名医善治心头病"才对。下面试看几例：

---

1. "斩蛇丹"治疑心病

唐时有徐姓女患疾如同瘵病，迭治不效。听说靖公善医，求其诊治。切脉后，靖公说："双寸脉微伏，是因忧思之过，气积于胸，病为膈气又像劳瘵之疾，请告我发病原因，治疗才会恰确。"其父说："女儿睡中惊叫，说有蛇入腹中，因此而成病。"靖公说："既然蛇在腹中，用药泻下便是，我有'斩蛇丹'，服之可使蛇从大便中解出。"夜间服其药，告之有小蛇泻下，病遂痊愈。有人询于靖公，他说：此本非蛇病，是因作梦吞蛇忧虑过度而致。"吾当治意（心），而非治病。"其蛇亦非从脏腑中出，也没有什么"斩蛇丹"，我只是给她用了泻药，解除其心疑而已。（唐·甘伯宗《名医录》）

按：此案与"杯弓蛇影"寓言有类似之处。本症纯属"心病"，心病还需心药医。靖公说得好：吾当治意（心），而非治病。所用泻药，只为解其心疑而已。

2. 肚里有虫，红线泻之

明时，有人到女婿家作客，喝得酩酊大醉。半夜口渴难忍，朦胧中看见一个石槽，扒在上面喝了一碗多积水。天明一看，石槽积水中全是红色小虫，心中一惊，郁郁不乐，总觉得肚子里有小虫蠕动。由此胃口痞满，饮食不下，逐渐成了脾膈病，请了多医均未见效。

于是把名医吴球找来。吴详细问了病情，知是心疑所致。他找了一团红线，剪成小段，弯弯曲曲就像小红虫，又用巴豆2粒同米饭一齐捣烂，掺入红线，混和均匀，制成十多粒小药丸，叫病人在暗屋里服下。同时准备好便盆，里面放上清水。不大一会，病人腹泻，吴让他坐在便盆上，于是服用的东西全都泻了出来，红线就像小红虫，在便盆里飘飘荡荡。病人亲眼看到红虫已死，疑虑顿时消除，病也从此好了。

按："情志之病，药饵难疗"（叶天士语）。此症亦是疑神生暗鬼，故而多医用药均未见效。疗其病不若疗其心，让他亲眼看到红虫已死，打消疑虑，心病一除，身病自然痊愈。

3. 诈言毒发治眼病

明代名医杨贲享治一位贵人，患有目疾，性情暴躁，每天持镜自照，命医者计日见效，请了多位医生不愈。杨氏诊后曰："公之目疾原本可以自愈，但因为服药过多，毒已流入左腿，旦夕之间当发作毒痈，我真正忧虑的是这件事。"未书药方而告辞。贵人每天看着自己的左腿，以手抚摩之，惟恐其毒发作。久而久之，目疾渐愈而毒竟未发。

贵人以为杨的话不真实，召来责怪之。答曰："医者意也，公性情急躁欲求速效，每天揽镜自照，心之所想，无时不在眼睛上，则火气越发上炎，目疾何以能愈？今我诈言左腿毒发，欲令公凝神于足，则火气自然降下，目疾自然而愈矣。兵行诡道，医道亦然。"贵人曰："真乃良医也"。厚礼而谢之。

按：前面有叶天士上病下取治疗眼病之案，与本案相近，未必不受此案启发。叶天士博览群书，可能阅及此案，仿而治之。

4. 借雨治病似诸葛

明代某年，天旱久未下雨，有某官员生病，更医数十人皆未见效。最后有一医生至，诊脉完毕，以手指计算甲子，说道：某晚天必有雨。说完走出，不言治病之法，也未书写方药。及至是晚果然下雨，官员大喜，起而行于庭院，待至天明，病已无形。次日该医来访，官员高兴地问："前日按脉而言雨，今日得雨而果愈，何也？"医者对曰："君侯之疾以忧得之，以旱为忧，以雨而瘳，理所固然也，何必待药而愈？"如此医者，可谓得道者也。

按：此案与三国时诸葛亮"借东风"的故事颇为类似，都体现了"心病还须心药医"的道理。

5. 解除误解胜良药

明朝有一士人谭植说话做事一向谨慎。在韶州做官时，一次与同僚聚宴，宴席上有一个萝卜甚大，众人称赞不已。谭植说："这还不算大的呢！大的有一人多高。"众人皆笑，以为他说大话。谭植遭到讥笑，既为这些人少见多怪而气愤，又为无法证实自己的话而忧愁。连日不思饮食，渐渐病倒。

谭植的儿子谭煌知道父亲之病是由羞愧所致，要治愈父亲的病，就必须在大庭广众面前，证实父亲的话不虚方可。于是，悄悄派人回到家乡，寻找一人多高的萝卜运至官邸。谭煌再次宴请上次那些宾客，并强扶父亲带病入席。酒至数巡，忽然有人用车载着一人多

高的大萝卜来至席前，众人无不惊讶。谭植见此情景，大为欢喜，疾病顿时烟消云散。（《医方考》）

6. 治疮先须解郁

明万历年间，巡抚慕天颜驻节苏州，他早年丧父，事母至孝。一日，慕老夫人左肩生了一个疮疖，医者连用山甲、皂刺、银花等药清热解毒，竟缠绵不愈，日夜呻吟。巡抚忧火如焚，恨不以身替母生病。有同僚向他推荐陈实功诊治，慕即差人去通州将陈请来。陈诊视后问道："太夫人往日颇多抑郁否？"慕老夫人点头说："吾23岁丧夫，好不容易将子女苦养成人，多年抑郁自不待言。吾子今虽富贵，吾夫却是墓木已拱了。"说罢潸然泪下。陈说："病之难治正在这'郁'字上，其左关脉涩正由气郁痰热胶结所致。开手诚应化瘀消肿，清热解毒，稍现转机即当疏肝解郁。若一味服用凉药，痰郁愈加固滞不化，此为迁延不愈之由也。"遂处以疏肝解郁的逍遥散合越鞠丸，并以针刀排除脓腐，敷以草药，不多日即告痊愈。

按：寻常疖肿，本不难治。然而"竟缠绵不愈"，必有其因。萧伯章说，"人心为君主之官，心之所至，药气每随之而行，一逆其意，药虽对症，必缘思想而弊端丛生，此事主权全在君（指患者本人）身。"本案慕老夫人肩生疮疖，因颇多抑郁，故药虽对症亦未收效。陈实功以脉察出心事抑郁，先以药疏解肝郁，终起沉疴，治心之功，自不待言。

7. 欲治此病，先治其心

陈实功曾治一女，与一男子相恋，该男子家贫，其父不允这门婚事，如此三年，该女心情抑郁，脖子上生出瘰疬，坚硬如石。月经闭止，寒热如疟，咳嗽不止，久治不愈。陈实功诊问病情后，对其父说："欲治此病，先治其心犹可。"其父问曰："何药治心？""非药也。"接着将该女患病缘由说了出来。其父始悟，随即同意了这门婚事，择日嫁出。该女心事已解，再经陈实功用药调理，终获痊愈。

　　按：此症久治不愈，正所谓"药虽对症，必缘思想而弊端丛生"而不见效。陈实功"先治其心"，促成婚事，确实技高一筹，否则心病不除，药石难以为功。

8.移心妙治左手疮

　　清代，有某商贾左手生疮，累月不愈。请诊于名医杨德宾，德宾曰："此名'对疮'，必右手也同时发作乃可治，先治左手无益也。"其人自此每天视于右手，数日右手未发疮而左手疮却已愈。询其故，曰："此本来并非剧证，因其忧虑，心注而火亦注。吾让他移心于右手，则无暇顾及左手，心火撤而疮则愈矣。"

　　按：此案与天士治目疾之法异曲同功。

9.先治心，后用药

　　吴鞠通曾治郭氏，因丧夫而哭泣不休，悲痛万分而病腹胀，六脉俱弦，了无胃气，气喘而不能食，身体瘦弱。诊毕吴氏认为，无情之草木，不能治有情之疾病，只有开导解郁，使之情怀畅快，方可见效。吴氏问："为何如此悲伤？"答曰："夫死不可复生，所遗二子尚小，恐难长大成人。"吴说："汝夫已殁，汝子已失其养。汝若再死，汝子岂不更无所赖乎？如此则不独无益于夫，而反害其子。汝应尽教子之职，不可死，亦不可病。今之病必须情志舒畅而后可愈。"妇人闻言而悟，说道："自此以后，吾不独不哭，且不敢忧思，一味以喜乐从事，但求其生以有吾儿而已。"吴乃开出解郁方，十几剂而收全功。

按：吴氏人情练达，寥寥数语，点中病人心穴，劝导入情入理。治病先治人，治人先治心，心怀舒畅，投药方可见功。吴鞠通说："难治之人，难治之病，须凭三寸不烂之舌以治之。"颇有意味。

10. 七年狂症劝导解

吴鞠通另治书生鲍某，因功名不遂而发病，大狂七年，京师名医遍治无效。吴氏诊时，家人将其手脚拷于石磨盘上，见其蓬头垢面，衣不蔽体，下身俱赤，门窗被砸碎，随钉随砸，脉弦长而劲。言语之乱，形体之羸，自不待言。吴鞠通辨为火热实证，以极苦之药泻心胆之火，书胆草、黄连、二冬、生地、丹皮等药，效果大显，神志稍清。吴据其发病之由予以劝导："功名不就，只因未识文章至高之境，惟有勤奋始可至高，非人力所能强求，何怒之有？"病人俯首无辞，意有所思。后经用药调理，半月后神志恢复，着整衣冠，用功学习，"下科竟然高中"。

按：七年狂症，"京师名医遍治无效"，吴氏用药亦未离泻火常规，却不但治愈顽症，而且"下科竟然高中"，高明在哪儿呢？就在于吴氏的心理疏导上。他不仅对症用药，而且善于用心开导，一句话解开胸中块垒，在此案起了决定性作用。

11. 画符驱鬼巧治病

名医高某，为乡人季某治病。季某不言其病，只是伸手让高摸脉。高医诊得左右手脉均大小迟数参差不齐，因而说道："此脉在理当有鬼祟，你是否曾见过鬼？"季某惊曰："先生真神医也！我于某日垦荒，见有枯骨一大堆，心中疑惧。回家后即时冷时热，每一闭眼便见有鬼来扰，声言索命。我走到哪里鬼亦跟到哪里。"高医知道其病乃是疑心生暗鬼，于是告之曰："此鬼甚恶，非药可治，必得画符方可驱之。"季某曰："此间没有能画符者，怎么办？"高曰："无劳远求，即我便会。因我先前在上海曾遇张天师亲授，百发百中。"季某大喜，允诺以豆麦酬谢。高医退入书室，随便找了紫、绿两色纸张，用毛笔胡乱画成。然后郑重其事地告诉他佩戴方法。过了几天，季某果然扛着大豆、麦子各一袋亲来致谢，告曰："得到画符后，归途即已不见鬼，真灵符也。"（清·李伯元《南亭笔记》）

按：心病还须心药医。病人心里有鬼，药石无力驱之。高医不愧高手，随手胡乱画符，将"鬼"驱除，实为心理疗法。此外，能以脉测出"鬼祟"，取得患者信任，亦是取效原因。

12. 三百两银子买个《大登殿》

清朝，有陕西巡抚给老母祝寿，请戏班演出《王宝钏》。当时《王宝钏》是以悲剧结尾，只演到"投军别窑"一场就结束，薛平贵将来如何，任由观众猜测，留下王宝钏苦守寒窑，煞是悲凉。结果不但没有博得寿星姥高兴，反而失声大哭，以至病倒在床，整日里不停地念叨："她太可怜了，她太可怜了。"这可吓坏了巡抚，他以孝子出名，因之拜神求医均无效果。后来张榜告示：谁能治好老夫人的病，赏给白银三百两。榜文一出，全城震动。

两天过去了，第三天太阳偏西，一个穷秀才走来，伸手就揭榜文，声称他可保证老夫人今晚就可康复。看守榜文的人赶紧报告巡抚，巡抚亲自相迎。秀才跟巡抚大人连招呼都不打，直奔老夫人卧室，俯在她耳边说："薛平贵回来了，王宝钏还当上了正宫娘娘。"就这一句话，老夫人睁开眼睛，坐了起来，连声问："他们在吗？他们在哪？""就在外边，就在外边。"秀才一边答应，一边叫人准备轿子，把老太太抬进了戏园子。

一阵锣鼓响后，薛平贵登场了，接着是王宝钏登场，再往下就是"拜寿算粮"，"大登殿"——大团圆结尾。戏演至此，老夫人笑了，其病若失。巡抚高兴极了，一个赏字出口，立刻捧来三百两银子。

原来，求医榜文贴出以后，秀才就打听清楚了老夫人得病缘由。接着，按照"心病还须心药治"的道理，一夜之间，赶写出《大登殿》，再用两天时间排练。第三天晚上请老夫人观看演出，结果真的治好了老夫人的病。至今陕西不少老人看《王宝钏》时，总爱说一句话："三百两银子买了个《大登殿》！"

按：秀才本非医生，但他熟谙人事，探知病源，以喜胜悲，获此佳效。

13. 以恐胜喜治中举

（1）明末有个秀才中举，喜极而狂，整天笑个不止。高邮县名医袁体庵诊之，看完病后警告他："君病很重已不可治，不出10天必死，赶紧回家，晚了就来不及了。"路过镇江时，一定要请何氏医生再看一下。随后袁将一封信寄给何医。举人行至镇江，何医以信示其人曰："某公喜极而狂，喜则心窍开张而不可复合，非药石所能治也，故告以危苦之事，惧之以死，令其忧愁抑郁则心窍闭，至镇江当已愈矣。"其人见之，朝北再拜而去。（清·刘献庭《广阳杂记》）

按：此案与"范进中举"类似，袁体庵采取"以恐胜喜"之法，胜似岳丈抽打范进嘴巴之举，尽显名医技艺。

（2）光绪二十年，张謇喜中状元，这是封建王朝最后一个状元，心中自然得意。钦命衣锦还乡回南通老家，途中忽然感到阵阵心痛，路过兴化，便请名医赵海仙诊治。赵诊后大惊失色，沉重地说："阁下所患为不治之症，绝无生还之理。今据脉证，离死期不远。以余之见，不若备置棺椁随身伴行，以防途中不测。"

张謇听后如晴天霹雳，不知所措，恳求赐以良方，以救万一。赵说："药石虽灵，然真心之疾非药所可疗也。勿事犹豫，请早速去。"张謇顿感绝望。待其走后，赵以一书信暗交随从，嘱其抵达南通后，若张状元口有怨言，可以此书示之。张謇回舟中，果然日忧夜虑，寝食俱疲，自叹初擢状元，日后当扶摇直上，奈何寿短耳。哪知走了一程后，反觉心痛消失，人也精神了许多。

他以为这赵海仙是个庸医："胡乃荒唐若此，谁谓名医不诳人！"准备派人对其贬斥。随从拿出赵写好的信："阁下高中后，心花怒放，因致心疾，此正所谓喜伤心也。余以危言耸听，使阁下平添无限忧愁与恐惧。忧恐可以胜喜，逾时当可勿药。"张謇阅后如梦初醒，感佩无尽。

14. 以喜胜怒治失语

清时，有布政司王用霖，忽一日患病口不能语，诸医皆称中风。历城名医刘正岱诊之曰："非也。"乃令一人，假报其已升任尚书，官加宫保，竟因大笑而开口说话。众问其故，刘曰："此因恚怒伤肝，惟有喜可胜之，怒非药物所能疗也。"（《济南府志》）

按：刘医认证准确，不用药石而用心理疗法治愈此症，确属经验老到，人情练达。

15. 小儿亦有相思症

清时有王姓小儿一周岁，忽然不思乳食，肌肉尽消，医者多以为疳证。儿科名医蒋东明曰："此是相思症也"。众医皆嗤笑之，认为小儿哪有相思症。薛命取小儿平时玩弄之物摆于面前，其中有个小木鱼儿，一见遂笑，病从此而愈。(《医林尚友录》)

按：一般多认为小儿无情志病变，薛医专攻儿科，熟谙此症，故能一语中的。明代儿科名医万全亦有类似案例，可资佐证：有某小儿半岁，一日忽惨然不乐，整日昏睡，不食不乳。万全诊之，觉得形色无病，若说外感，却无外感形证。疑其有所思念，思则伤脾，故昏睡不乳。其父母忽有所悟：曾有一个小孩与之作伴嬉玩，三天前这个小孩走了。奶母也说，自那小孩走后，病儿即不乐，不吃乳。急叫那小孩回来，病儿见他即嬉笑如故矣。

16. 巧借药书治疑病

江西病人蔡某吃鱼时不小心吞下一根鱼刺，喉头鲠涩。五官科医生仔细检查，告诉他很正常，不必服药。可他感到日趋严重，觉得鱼刺已穿破食道，向左胁游动，呼吸时都牵扯不舒。又到内科就诊，医生哑然失笑，告诉他那是不可能的，是精神在起作用，开了些维生素和安定药物，服了无效。他四处求医，频频服药，皆未解决问题。

后找到波阳县名医朱炳林求治。朱首先认可了他病证的存在，告之曾治过类似疾病，只需化了那根刺就可以恢复。他立刻振作起来。朱开了调理脾胃的方子，并加了威灵仙一药，随之取过《本草纲目》，翻到"威灵仙"条目给他看："威灵仙，威，言其性猛也。灵仙，言其功神也。……治诸骨鲠咽……即软如绵。"他眼睛一亮，取方而去，6剂后症状消失。

按："疗人之疾而不知疗人之心，是犹舍本而逐末也。不穷其源而攻其流，欲求痊愈，安可得乎"（尤乘《寿世青编》）。强调"治身不如治心"的道理，当然，这需要高超的心理疏导技巧，朱氏可谓深悟此道。

十二、另辟蹊径创新法

唐某，女，41岁。水湿中作业，左手姆指生一小疱，麻木作痒，继则红肿疼痛，翌日其肿更甚，痛如锥刺。诊见面晦，恶寒，发热，无汗，肢节疼痛，语声低颤，苔白多津，脉象弦紧。指尖发疔，指肿倍增，乍看红肿，细审晦暗。诊为水邪内侵，阳虚脾湿，治宜温阳利水，发散寒邪，方用真武汤加麻黄：附子、麻黄、白术、白芍、生姜各15g，茯苓30g。2剂后，漐然汗出，寒热俱退，疼痛全止。原方去麻黄，加黄芪30g，2剂后，溃流毒水而愈（《上海中医药杂志》1982年第5期·周连三治案）。

按：方书多认为疔疮为火毒结聚，治以清热解毒。周连三遵《内经》"气血喜温而恶寒，寒则泣不能流，温则消而去之"之旨，认为"诸毒皆宜外发，外发则吉，内陷则凶。"阳虚型疔毒发病属寒湿郁结，周氏提出"毒在血中蕴，温化邪自除"的治疗原则，倡用真武汤治疗，温利同时兼以辛散，重加麻黄以散表邪，其用量不能少于9g，多者可用30g，令漐然汗出，屡见速效。若汗出脉缓，颈项拘急者，不可用麻黄，可加用葛根、黄芪，增加白芍用量，以补营托毒外出。疼痛较甚者，重用附子可达30g。

用真武汤加麻黄治疗阴证疔疮系周氏较为成熟的经验，屡见速效，开辟了阴证疔疮的新一法门，编者并推广用于阳虚型疖肿、痤疮等，亦获良效。

徐灵胎说："若夫外内之感，其中自有传变之道，虚实之殊，久暂之别，深浅之分，及夫人性各殊，天时各异，此非守经达权者不能治。"中医治病既讲原则性，又讲灵活性。原则性是说它有各科准绳、金鉴、教科书之类作为指导，体现了它的科学性；灵活性是说它不能死守教条，固执一法，体现了它的灵活性，此即徐氏所谓"守经达权"，亦即知常达变之意。与西医相比，中医的特点在于更讲究灵活性。"若徒恃方书所云，某方治某病，某药入某经，按图索骥，胶柱鼓瑟，未有不偾事者"（《留香馆医话》）。

曹炳章说："医之治病，虽有成法规矩，成法之中尤寓变化之巧。规矩之法有尽，而用法变化无穷也。"是说成法规矩是死的，而"用法变化无穷也"，医家要"神明于规矩之外"，善于另辟蹊径，自出机杼。如上案疗疮，周氏启用真武汤加麻黄治疗，跳出清热解毒之窠臼，独辟蹊径创立新法。这样的案例还有许多。

---

1. 真武汤治疗疔毒

张某，男，64岁。因使用疫死牲畜之皮后，右手食指尖部起小疱疹，接着溃破，色呈黯黑，多痒少痛，周围触之坚硬，继则患部剧痛，疮面流水无脓，发热，脉弦紧。此疫毒侵入，阳虚水泛，不能发泄于外。治宜温阳发汗利湿，方用：炮附子24g，茯苓30g，白术、白芍、麻黄各15g。服2剂后，汗出热退，疼痛减轻，伤口流出黯黄色毒水。继服上方去麻黄加黄芪30g，疔出而愈（《上海中医药杂志》1982年第5期·周连三治案）。

按：周氏经验，用真武汤治疗疔毒："吾非据方以对病，用温阳治疗必据其有阳虚之证。阳证疮疡多红肿高大，舌多黄燥，脉多数大等。本病则色晦黯，触之坚硬，伏于筋骨之间；舌多白或腻，口中多津，脉多浮缓或浮紧。走黄时，脉浮乃正虚阳脱之象，故其病机属寒湿郁结者居多。"

2. 真武汤治疗疖疮

患者高某，男，26岁。头面上肢疖疮此起彼伏已两年，两鬓角处尤多，挤出为浓血。已因疖疮肿大动了5次手术。曾服解毒片等不效。正汗，舌淡胖润有痕，脉滑数软，右寸左尺弱。根据舌脉，一派阴象。疖疮是假火之象，处方真武汤加麻黄等：附子30g，茯苓30g，白术30g，赤芍20g，麻黄10g，炮姜30g，白芷10g，连翘20g，生姜10g，7剂。总共开了2次药，半个月后，疖疮再没发作。用此方治疗疖疮多例，不仅疗效可靠，而且不再复发。(《关东火神张存悌医案医话选》)

按：此案疖疮用真武汤是受周连三治疗疔毒的启示。

3. 露水煎药退久热

一位绍兴人，患秋温大热，百药不能退烧。延请范文甫诊治。范至后，查阅前医所处方药皆为白虎、苇茎汤之类清热之品，方颇切当，自思亦无别法可用。适当地多栽荷花，叶上露珠可爱。范见后即令其晚上取干净毛巾四条，蒸透，拧极干，于稻田中收取露水，用以煎药，二日热退病安。范氏自称："此从气候悟出，医方中所无。"

按："百药不能退烧"之症，范氏"自思亦无别法可用"，灵机改用露水煎药，二日热退病安，谓"医方中所无"，乃另辟蹊径，颇有创意。实际上，露水味甘，性凉，具润燥、涤暑、除烦作用，古书早有记载。《随息居饮食谱》说："稻头上露，养胃生津；菖蒲上露，清心明目；韭菜上露，凉血止噎；荷叶上露，清暑怡神；菊花上露，养血息风。"（王孟英）本例病程较长，肺胃阴津为邪热灼伤，采用稻头上露水煎药，用以发挥清润肺胃滋养阴津的功效，辅佐白虎、苇茎等方药而获效。方药还是原来方药，只因改用露水煎之，确实别具手眼。

4. 理中汤治疗消渴

（1）陈某，46岁。始患伤寒未瘥，旋又伤食吐泻，自恃体健，未曾医治。追剧乃延邹君诊治，服葛根桂枝汤加神曲、楂肉之类，表虽解而吐泻未已。又处不换金正气散温中止呕，宽胀消食，而吐泻得止。又转口渴尿多，次数频仍，改进人参白虎汤、甘露饮、六味地黄汤等，半月无进步，渐次面削肌瘦，神疲纳少，偃卧床第。枯瘦脱形，目炯炯有神光，面唇无华，舌胖润白，脉微无力，渴尿无次，已至饮一溲一，小便清长。

盖病始由伤寒吐泻而起，营卫已损，阴液复亏，吐泻伤脾，中焦失运，循至肺气不能下降制约关门，肾火不能上升蒸发津液，阴阳阻隔，上下失交，故消渴之证成矣。前医认为内热津干，迭用凉润，此治标不知治本也。本则脾肺肾三脏也，其主要关键不在肺之宣，肾之蒸，实则脾失升降，不能制水也。倘脾能健运，输布津液，则肺肾功能亦随之恢复，自无消渴之患。陈修园"执中央运四旁"之说，亦即理中之旨也。于是书与理中汤：党参18g，白术15g，干姜6g，炙草6g。

首剂效不显，五剂病始好转，口略知味，精神微振，可能缓步。又进原方五刘，渴尿大减，接近正常。病过虚损，尚须大补，改与养荣汤培补气血，历时兼旬始健。夫消渴而用肾气丸者屡矣，至治以理中汤则属伊始，因知辨证论治之亟当讲求也。（《治验回忆录》）

按：方书论治消渴，多从阴虚燥热或气阴两亏着眼，"迭用凉

润"。赵氏别具只眼，认为"主要关键乃不在肺之宣、肾之蒸，实则脾失升降，不能制水也。倘脾能健运，输布津液，则肺肾功能亦随之恢复，自无消渴之患。"开启理中汤治疗的新门径。

此案"渴尿无次，已至饮一尿一"，已成消渴重症，竟以轻剂理中汤取得显效，确实令人惊叹。无怪乎此老亦颇自诩："消渴而用肾气丸者屡矣，至治以理中汤则属伊始"。

陈修园曰："水不自生，一由气化，黄芪六一汤取气化为水之义也；崔氏肾气丸取火能致水之义也；七味白术散方中有藿香之辛燥，而《金匮翼》谓其能大生津液；理中汤方中有干姜之辛热，而侣山堂谓其能上升水液，若以滋润甘寒为生津养液之源而速其死也。"由此可知本病用药宜温不宜凉之精义，予人启迪。

（2）朱某之妹，年甫及笄，患消渴引饮，粒米不入口者已达两旬，且恶闻食臭，形容消瘦，终日伏案，声微气短，脉象沉细而数。前医或用生津养阴之品数十剂，如石投水。延朱氏诊治，用附子理中汤加天花粉：人参6g，白术15g，干姜9g，附子18g，炙甘草9g，天花粉30g，嘱其放胆服之。服4剂后立效。（《著名中医学家的学术经验》·朱卓夫治案）

按：此亦理中汤治消渴验案，所加附子、天花粉颇为得当，前者温阳以助气化，后者生津止渴以治标热，山药亦为常备之品。

5. 寒温并用治消渴

周某，商人。禀赋羸弱，喜肥甘，耽酒色，握筹持算，劳心经营。偶感风寒，发生咳嗽，短气动悸，心烦不眠，久治依然。随又疟痢并行，医用辛热药病得已。此后微咳心悸，时有烦热，医又认作体气之虚，杂进温补，遂致口渴尿多，肌肉不得精液之养，日形消瘦。虽屡更医，皆未究其病源，仍以温肾为事，病情转剧。且曰：消渴而至肾亏，不任补养，病殊难已。

其内兄恳往治之，伊蜷卧斗室中，见余而执手相泣曰："吾病数月，服药百剂，病且益增，渴喜冷不辍，小便清长，每小时七、八次，尿愈多，渴愈加，夜烦不能卧，腰至踝尤感清冷，常喜厚被温复，口虽能食，何故清瘦若是？望先生有以治之。"按脉细微而数，舌红厚腻，声低息短，大便二日一行。

统观全证，因知其热渴引饮，当属上焦郁热，与"心移热于肺，传为鬲消"之旨合；纵欲竭精，则不免阴亏于下而阳浮于上，以致肺欠宣发，高原之水不能敷布，故饮多尿多，所谓"阳强无制，阴不为守也"；至其下肢清冷，则不仅肾阴亏而肾阳亦衰，已成上盛下虚之局。景岳有云："阳不化气则水精不布，水不得火则有降无升，所以直入膀胱而饮一溲二，以故源泉不滋，天壤枯涸者，是皆真阳不足，火亏于下之消证也。"本证乃肾阳衰于下、心火炎于上虚实错综之候，宜宗寒者温之、热者凉之、虚者补之之法为用。故用八味地黄汤滋阴益阳，人参白虎汤生津泻火。药为：附子钱半，肉桂八分（磨冲），生熟地各六钱，枣皮四钱，山药五钱，茯苓、泽泻、丹皮各一钱，石膏八钱，知母二钱，甘草、粳米各三钱，洋参三钱（另蒸兑）。

连服三剂，尿渴均减而肢冷如故，仍于原方加附子为四钱，肉桂为二钱，大温下元，减石膏为五钱，去知母不用。又六帖，口不渴，尿已少，下肢亦转温，是上焦之热已清，下焦之阳亦回，改进八味地黄汤加玄参、麦冬，一以温补肾阳，一以滋养肺阴，调理一月健复。(《治验回忆录》)

按：此病上盛下虚，寒热错杂，故附子与石膏并用，八味地黄汤、人参白虎汤同鼎而煎，覆杯即效，为本病治法辟一新径。

6. 心悸有阴阳之分

李某，女，72岁。房颤一年半，心率50～100次/分。每天发作心悸，发时觉得心颤身亦颤，眩晕，乏力，便溏，纳差，耳鸣，鼻干，眠差，后半夜睡眠差，动则汗出。舌胖润，脉沉滑，时有结代。心电图示："阵发性房颤"。前服某中医之药不效，视之乃炙甘草汤。查其脉证乃系心脾肾三脏阳气不足，水湿偏盛，治当温扶心肾之阳，祛除湿气，方拟补坎益离丹扶助心阳，合真武汤温肾利水：

桂心30g，白芍25g，附子30g，白术30g，炮姜30g，海蛤粉30g，茯神30g，红参10g，炙甘草15g，龙骨30g，牡蛎30g，生姜10片，大枣10枚。7剂。

复诊：心悸发作减少，余症亦轻。附子加至40g，同时出入药物尚有黄芪、肉桂、枣仁、砂仁、丹参等，服药2个月，症情稳定，偶有发作，程度亦轻。(《关东火神张存悌医案医话选》)

按：本案房颤前医用炙甘草汤不效，这里大有学问。在有关伤寒的研究中，有专家主张"方证对应"论，有是证用是方，对有证有方的条文拿来就用。如"伤寒，脉结代，心动

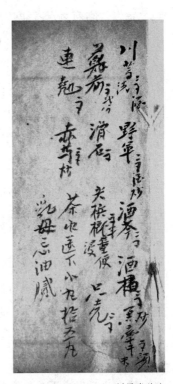

刘冕堂处方

悸，炙甘草汤主之"。凡见脉结代，心动悸之证，无问其他，即可投之，称之为"方证辨证"，胡希恕先生"把辨方证称之为最高级辨证"。

考炙甘草汤组成以滋补阴血为主（生地、麦冬、阿胶、炙甘草、人参、麻仁、大枣、生姜、桂枝），但是临床上，心阳不足，无力推动血脉亦可以造成心动悸、脉结代之症，而且此类型恐怕更多，辽宁前辈刘冕堂即曾指出："按他经亦有此症（脉结代，心动悸），是阳分大虚，虚极生寒，非姜附辛热不为功，若用此药（炙甘草汤），是速其死也。"显然认识到这一点。本例即是如此，患者所现之症皆阳虚阴盛之象，"非姜附辛热不为功"，前医用炙甘草汤不效势在必然，且这种误治较为普遍，关键是这里有阴阳之异。

7. 补中益气汤治尿闭

某店员，年近70岁，平时体极壮健，身体丰满。戊子年冬天患小便不利，半年有余，点滴难出，气常下注，小腹胀急欲死。急请名医许珊林诊治：两寸、关脉虚大，两尺细涩不调。许说：此证是中虚清阳下陷，开始时如癃闭，前医以熟地、肉桂、附子等温补，这时清阳越陷，下窍更塞，小便更加难出，此病所谓"转胞"也。认为治之极易，为什么半年之久，却无人识此病呢？于是，给予补中益气汤，黄芪重用一两，加木通三钱，肉桂三分。服2剂，小便稍通；服4剂，其病即愈。后以补中益气全方，不加利尿之药，并嘱其每日服猪脬数枚，寓"以胞补胞"之意。半月之后，胃强体健。

按：高年癃闭之症，通常由前列腺增生引发，以温补之法治之亦算正治。许氏以"寸、关脉虚大，两尺细涩"为据，判为中虚清阳下陷，给予补中益气汤，4剂其病即愈，说明认证准确，为此症辨治增加新的门径。

8. 麻黄附子细辛汤治目突

余姚人陈某，初春患眼病，医生都给凉药，眼睛竟突出于眶外，疼痛难忍。某医诊两手脉沉微，认为是肝肾受凉，治用麻黄附子细辛汤，当时汪姓医生说："两眼突出，应是肝火逼迫的原因，怎么认为是寒证呢？"医者说："因脉沉微。"此病初起时疼痛，服了寒凉药之后，目反突出，便可知不是火证。汪医又说："因火太盛，用药太轻的缘故。"医者说："目痛的人都认为是火，不是因目突而认为是火。此证阴盛于下，格阳于上，阳不得降，所以目才疼痛。用寒凉药物复逼其阳，阳无去路，只有涌向于目，使目突了出来。仲景说过，少阴经伤寒，发热，咽痛，脉沉细，是因寒伤于肾，逼肾中之火飞越于上而使咽痛。今患者脉微目突，就是这个道理。此证再投寒凉药物，必将突出而裂。"于是，用麻黄附子细辛汤，仅服2剂药就痊愈。(《岐黄用意——巧治疑难杂症》)

按：目痛睛突，一般都认为是肝火引发，治以清热泻火之剂，似成套路。但某医以两手脉沉微，认作肝肾受凉，逼其阳气上浮所致，投以麻黄附子细辛汤，仅服2剂而愈，证明所论无误，别开门径。编者看法，此症称之为太少两感证似更适宜，麻黄附子细辛汤也是温经散寒之剂。

9. 当归四逆汤治顿呛

高士宗谓：连嗽不已，谓之顿呛。顿呛者，一气连呛二三十声，或十数声，呛则头倾胸曲，甚则手足痉挛。痰从口出，涕泣相随，皆由毛窍受寒，致胞血凝涩，其血不能淡渗于皮毛络脉之间，气不煦而血不濡则患顿呛。用药当以治血理肝为主，蓄之于心，未曾经验。

一日有傅姓小儿，患症与高氏所论适合，他医用疏散药不应，脉之细涩，乃以当归四逆汤与之，一剂知，三剂已。（《遯园医案》）

按：本案论述顿呛之症、发病机理和用药原则，皆别开生面，收效亦迅捷，值得借鉴。

10. 附桂八味汤治失明

沈某之妻，年三十左右，患两目失明已经五载。求治各处眼科毫末无功，就予诊之。见其两目与寻常无异，不过瞳子无神而目光全失。其脉沉微，左手及两尺尤甚，知其肝肾中之水火两亏。即用附桂八味汤，服之十剂，即两目明亮如初。予用此汤治愈两目失明并目赤不痛，白翳遮睛，视物两歧等，约有数百人，均效验如神。以此汤而治一切目疾，为予之创见而人所不知。

盖人之两目，内经譬诸日月，且云目受血而能视。其目视失明者，犹日之火精不足，月之水精衰微。且肝为藏血之脏，开窍于目也。目之发光而能视物者，全赖瞳子。瞳子属于肾，肾中所藏者一水一火。其肝亏即血亏，肾亏即水火两亏。精血与水火均亏，不能上荣于目，故为之失明也。又水能鉴物，火能发光。故古贤谓能近视而不能远视者，责其无火；能远视而不能近视者，责其无水。其目光全失者，即水火两亏之证也。补其水火，则目光自然明矣。故治目一切目疾而脉见沉微两尺尤甚或浮散无根者，无不效也。（《治病法轨》）

按：双目失明五年，服用附桂八味汤十剂，即能明亮如初，堪称奇迹。王氏以"其脉沉微，左手及两尺尤甚，知其肝肾中之水火两亏"，施以上方，"约有数百人，均效验如神"，当非虚妄之言。诚如其所说，"以此汤而治一切目疾，为予之创见而人所不知。"

11. 夜间发热受惊起

谢某之子，2岁。体健天真，聪明可爱。昨夜倏然高热，口不渴，人清醒，家人虑热极生风致生它变，夜半延唐医治之。进以清热解肌剂，天明热退，白日嬉戏如常。至夜复热，间有妄语，医又认作风兼积滞，用青蒿、薄荷、连翘、神曲、焦楂之属，解热消食，病亦不退。此后夜热无少间，儿体日呈虚象。

今晨儿母携来就诊，指纹青滞，舌尖红无苔，夜热无汗，尿黄便和。但发热之前不恶寒，指纹青则非外感伤风，应属受惊生热所致。乃母曰："前夕儿从床坠地，次日即病，其以是欤？"如此则病因惊而发，惊则气血不和，影响经脉，因而发热，是热自内生，非解表可治者，治宜安神和血则得之矣。处桂枝茯苓丸而变通其用：桂枝钱半，丹皮二钱，桃仁二钱，茯神（辰砂拌）二钱，加龙骨、牡蛎各三钱。

午后服完一帖，当夜热大减，再剂热不复发，嬉笑如常矣。观此则知发热之多端，不宜局限于清热解表之成法。（《治验回忆录》）

按：小儿夜间发热，但发热之前不恶寒，由此判断非外感伤风，认定应由受惊所致，且乃母亦证实其事。"观此则知发热之多端，不宜局限于清热解表之成法"也，予人启迪。

十三、明辨真假方可为医

徐国祯，伤寒六七日，身热目赤，索水到前，置而不饮，异常大躁，将门牖洞启，身卧地上，辗转不快，更求入井。一医汹汹，急以承气与服。余诊其脉，洪大无伦，重按无力。余曰："阳欲暴脱，外显假热，内有真寒，以姜附投之，尚恐不能胜回阳之任，况敢以纯阴之药，重劫其阳乎？观其得水不欲咽，情已大露，岂水尚不能咽，而反可咽大黄、芒硝乎？天气燠热，必有大雨，此证顷刻一身大汗，不可救矣。且既认大热为阳证，则下之必成结胸，更可虑也。惟用姜附，可谓补中有发，并可以散邪退热，一举两得，至稳至当之法，何可致疑。吾在此久坐，如有差误，吾任其咎。"于是以附子、干姜各五钱，人参三钱，甘草二钱，煎成冷服。服后寒战嘎齿有声，以重棉和头覆之，缩手不肯与诊，阳微之状始著，再与前药一剂，微汗热退而安。（《寓意草》）

按：这是清代名医喻嘉言的一个著名案例，若从身热目赤，大躁卧地，更求入井等躁热之象来看，似属阳热实证，无怪乎"一医汹汹急以承气与服"了。细审详辨，着眼于虽口渴得水而不欲咽，脉洪大而重按则无力，确定这是由于阴盛于里，格阳于外的缘故，确切些说，这是虚阳外越所致阴火，或者说假火。

临床上如果"见热则用寒，见寒则用热，见外感则云发散，见胀满则云消导。若然者，谁不得而知之？"（张景岳语）就像上案假火，俗医欲"以承气与服"，坦率说，这种误诊误治很常见。要知道，临床所见症状并非那么简单，如同市场上假货充斥，人体疾病也有诸多假象，"朱紫难辨"。

徐灵胎说："病之大端不外乎寒热虚实，然必辨其真假，而后治之无误。"陈慎吾谓，"洞察阴阳，方能治病；明辨真假，可以为医。"说的都是明辨真假对一个医家的重要性。

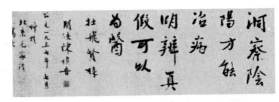

陈慎吾墨迹

然而"常者易以知，变者应难识"。这就需要医家修炼辨识真假的火眼真睛，方能成为上工。编者观点，中医有"四大假症"，即假火（热），假喘，假胀，假秘（便秘），分别相对于实火，实喘，实胀，实秘而言，皆因虚而致，极易误为实证。多读这方面案例，可以增长见识。

---

1. 目红肿痛辨虚寒

马某，男，55岁。患眼疾已十余年，疼痛流泪，视物不清，目昏红肿，入冬加重，每用抗生素治疗好转，今年入冬来眼疾又发，剧烈疼痛，目赤昏花，服抗生素并外治无效，以清热明目之剂治之，效亦不佳，病延月余。症见两目微肿，内有白翳，其泪满眼，睁则下流，疼痛难忍，两目昏花，视物不清，面色青黑，头晕目眩，四肢欠温，舌白多津，脉沉弦。此属阳虚寒盛，经脉失养，治宜温肾健脾，疏肝养血：茯苓、首乌各30g，附片、党参、白芍各15g，干姜12g，甘草9g，服药3剂，疼痛止，继服上方加桂枝、白术各15g，六剂翳退病愈。（《火神派示范案例点评》·周连三治案）

按：方书称"目无火不病"，又称"眼病无寒"，误人不浅。周氏回顾说："我30年前治疗眼疾多用清热泻火滋阴之剂，以为眼疾全为阳热之证，而无虚寒之理，后治眼疾，一遇虚寒，多治不愈。"昔时周氏阅《黄氏医书八种》，见其创用乌肝汤（即茯苓四逆汤加白芍、桂枝、首乌）治疗眼疾，即合书不观，以为眼疾全为阳热之证，而无虚寒之理也。后治眼疾，一遇虚寒症，多治不愈。又细阅黄氏方书："窍开而光露，是以无微而不烛，一有微阴不降，则雾露暖空，神气障蔽，阳陷而光损矣。"细审其理，才知前者之非。自此以后，治疗眼疾，若辨证为虚寒者，每用茯苓四逆汤加减治之，疗效确为满意，本案即为例证。

2. 头面肿胀补下元

（1）朱某之妻，年三十左右。忽患头顶心突起如覆碗状，自以为外证，请外科医生治之，用寒凉之药外敷内服，反头面肿胀如斗，眼目紧闭，咽喉窒塞，喘急舌瘖。予切其脉，两尺已脱，即用大剂金匮肾气汤加磁石、薄荷服之。一剂，肿势即退其大半，咽喉通而气急顿平，又服二剂而诸羔若失。

原按：此症奇险异常，危在顷刻间矣。按其病在上而用温补下元之药，似乎漠不相关。况此系急症，人皆曰急则治其标，予则用极王道之温补药以治其本，而服之果奏效如神，人皆不能信之，以为王道无近功也。要知此症由于元海无根，龙雷已上升至极颠。医不知为龙雷之火，而用寒凉药以泼之，必愈泼愈炽致变端莫测，危象频形。予用此导龙入海之法，为此症独一无二之治法，故能起死回生。（《治病法轨》）

（2）家云逸之仆，名来旺，卧病六七日，头面肿大如斗，紫赤色，起粟粒如麻疹状，口目俱不能开。咸以为风热上涌，又以为大头瘟，服清散五六剂，绝不效。渐口唇胀紧，粥汤俱不能进口，其主乃托余为视之。

两寸脉浮而不数，两尺脉沉而濡。余曰："此寒中少阴也，连日小便必少，大便必溏。"问之果然。用八味地黄汤，略兼用麻黄附子细辛汤，为定方用：大生地12g，附子3g，山萸、山药、茯苓、丹皮各3g，泽泻5g，加麻黄1.5g，细辛1g。服一剂色退淡，略消三之一。再剂消去一半，能进粥食矣。再除去麻黄、细辛，服四剂而痊愈。（《吴天士医话医案集》）。

按：上两案皆系头面红肿，类似大头瘟，"咸以为风热上涌"，"服清散"之凉剂。但前言"切其脉，两尺已脱"，后者"两寸脉浮而不数，两尺脉沉而濡"，大便溏。由此判为"寒中少阴"，"龙雷之火"，所现热象乃是阴盛逼阳所致假火。两位医家均以金匮肾气汤加味治之，均收捷效，令人信服。

3. 疮肿亦可见假火

（1）朱某继母，病热证。胸口痞闷，眼赤羞明，遍身疮肿，大便燥结，小水痛涩，闻声则惕然而惊。医者咸作火治，所用方药皆解毒清火导赤。服至十余剂火势益甚，以至饮食不进，昼夜不寐，病势转剧。

延予诊视，其脉浮分鼓指，沉则缓大，两关尤洪软而迟，乃知其外症悉属假火也。因曰："据所见症本皆属火，揆所用药本多对症，但正治而不应，则非从治不可也。"乃以参附养荣汤予之。时议论纷纭，谓药与证反，恐不可服。朱某就予商之，予曰："芩连、桂附，两者冰炭，一或误投，死生立判，若见之不的，岂容轻试耶？盖此证本为忧虑所伤，以致三阴亏损，又为寒凉所迫，以致虚火游行，所以冲于上则两目赤涩，流于下则二便艰难，乘于外则遍身疮肿，塞于中则胸膈痞闷，盖其标虽似实热，而其本则甚虚寒。若果是实热，则何以闻响则惊，且何以寒凉频进而火势反甚耶？"遂取药立煎与饮，下咽后即得卧，卧至五鼓大叫饿甚。自寅及巳，连进稀粥三次，大便润而小水长，闻响不惊，诸症悉退。仍用原方去附子，守服十余剂而眼赤疮肿悉愈。（杨乘六《潜村医案》）

按：萧伯章说："外科必识阴阳，方能为人治病。否则药与证反，或杂乱无纪律，势必轻者变重，重者即死，害与内科同等，不可不慎。"

本案"眼赤羞明，遍身疮肿，大便燥结，小水痛涩，闻声则惕然而惊"，显示一派火证。杨乘六据脉而知"其外证悉属假火"，还有两点可助佐证：①"寒凉频进而火势反甚"，病势转剧，"正治而不应"；②若是实热，不应该"闻响则惊"。因此判为"三阴亏损，又为寒凉所迫"，以致假火游行。"其标虽似实热，而其本则甚虚寒"。以参附养荣汤治之，"下咽后即得卧……大便润而小水长，闻响不惊"，疗效迅捷，说明用药正确。

（2）解某，男，30余岁。唇口肿痛不能忍，前医用清热解毒之剂如石膏类，疼痛加重，一周来因剧疼未能入睡，转余诊治。症见舌质青，苔滑润多津，脉沉细，无邪火炽盛之象。盖口为脾之窍，唇为脾所荣，其病机在于下焦浊阴太盛，阳不潜藏。阴邪弥漫，寒水侮土，脾土受制，经络不通而反映于口唇，形成本证。治法当以扶阳抑阴，方予四逆白通合方：川附片30g，干姜6g，甘草6g，葱白2茎。服3剂，疼痛大减，里阳渐回，舌青渐退，脉转有力。仍予四逆汤，改川附片为盐附子，剂量加大：盐附子60g，干姜6g，炙甘草6g。

服 1 剂后，下黑水大便甚多。此系浊阴溃退，脾阳渐复之征，唇口肿势已消。为巩固疗效，予封髓丹交通阴阳，引火归原。服 2 剂，病遂平复。（《戴丽三医疗经验选》）

按：此案唇口肿痛，极易判为胃火炽盛，姑且不论其"舌质青，苔滑润多津，脉沉细，无邪火炽盛之象"，既以"前医用清热解毒之剂如石膏类，疼痛加重"而言，从服药反应亦知并非阳证，此为重要的辨证依据。

4. 大热须识格阳证

（1）杨乖六治吴某，于三月初身大热，口大渴，唇焦裂，目赤色，两颧嫩红，语妄神昏，手冷过肘，足冷过膝，其舌黑滑而胖，其脉洪大而空，一医欲用白虎。杨曰："身虽壮热如烙，而不离覆盖；口虽大渴引饮，而不耐寒凉；面色虽红却娇嫩，而游移不定；舌苔虽黑，却浮胖而滋润不枯。如属白虎证，则更未有四肢厥冷而上过乎肘下过乎膝。六脉洪大，而浮取无伦，沉取无根者也。此为格阳戴阳，若用白虎必立毙矣。"遂以大剂八味地黄丸加人参。浓煎数碗，冷饮，诸证乃退。继以理中加附子，六君加归、芍，各数剂调理而愈。（《古今医案按》）

按：此证由肾元亏虚，阴不潜阳，虚阳上浮而为格阳、戴阳之证。叙证论脉，鉴别诊断，颇为精当。虽见大热、口渴等热象，却见四肢逆冷；身虽壮热如烙，而不离覆盖；脉虽洪大而浮取无伦，沉取无根，辨为阴阳两虚之征。选方用大剂八味地黄丸补阳配阴，其中六味地黄丸壮水之主滋补肾阴，桂附益火之原，引阳归舍，阴阳协调，加人参以补元固脱，肾气充足，诸证得以转机。

（2）罗某，女，31 岁，云南人。1959 年 1 月 30 日初诊：患糖尿病多年，临产住某医院。剖腹产后廿余日，一直高热不退，服西药、注射抗生素，体温未退，人弱已极。寒入少阴，格阳于外，下午体温39.8℃，小腹冷痛，食欲不振，大便溏泻色绿，脉沉而紧，舌苔白滑而厚腻，此乃少阴格阳之证，急宜扶阳收纳主之，否则阳脱危殆费治，以白通汤加肉桂主之：附片150g，均姜80g，上肉桂（研末，泡水兑入）10g，葱白6茎。

二诊：服前方二剂后，六脉均已和缓，发热已退，脉静身凉，舌苔已退七八，唯里寒未净，小腹作痛，稍能食，人无神，以四逆汤加味治之。

附片100g，吴茱萸8g，均姜30g，茯苓20g，北细辛8g，生草8g。

服此方四剂后，诸证悉退，食增神健，痊愈出院。（《吴附子——吴佩衡》）

（3）乌程潘中建之季弟浴青，回南一路劳顿，感寒发热，时作微寒，杂用散风发表药数剂，热势渐炽。改用清火养阴药又数剂，热势转甚。比到家，则舌苔已由白而黄，由黄而焦，干厚燥裂，黑如炭色。神思昏沉，手足振掉，撮空自汗，危症蝟集矣。同好周庶胆、王龙谿皆郡中名手也，见其热势炽甚，以为寒之不寒是无水也，投以六味饮不应；见其舌黑如炭，燥裂焦干，又以为攻伐太过，胃阴干枯也，投以左归饮又不应。

中建乃邀予，诊其脉左关尺细而紧，右寸关大而缓，舌体浮而胖。谓中建曰："此证乃阳虚火衰证，即此舌亦非阴亏火旺舌也。盖缘阴盛于内，而复益之以阴，重阴内逼，逼其虚阳于皮肤喉舌之间，故其热益炽而振掉昏沉，其苔益厚而焦干燥裂耳。若果是阴亏而火旺，则未有六味、左归滋阴猛进，而舌反加黑，苔反加厚，身反加热者也。夫舌亦有似实而实虚者，审之贵清；苔亦有似阳而实阴者，验之宜晰。今以其舌之干燥而责以阴亏，苔之焦黑而责以火旺。就常而论，谁不云是据理而断，谁得曰非？殊不知阴亏而干燥者，其舌必坚敛；火旺而焦黑者，其舌必苍老，万无干燥焦黑属阴虚火旺而舌见胖嫩者也。"

中建大服予论，乃拟养荣汤，用人参15g，加附子10g，一剂熟睡竟夜。翌早则舌上干燥焦黑之厚苔尽脱，而变为嫩红滑润矣。仍用原方减人参6g，附子1.5g，连服四剂，回阳作汗而诸症悉除。（《潜邨医案》）

按：此证"舌苔已由白而黄，由黄而焦，干厚燥裂"，"就常而论，谁不云是据理而断，谁得曰非？"杨氏判为"阳虚火衰"的最重要依据是"舌体浮而胖"，"万无干燥焦黑属阴虚火旺而舌见胖嫩者也"。此乃张景岳所谓"独处藏奸"也，读者最当学此眼光。治以养荣汤加附子，5剂而诸症悉除，疗效证明辨治准确。

（4）嘉定县吴某，年五十余岁，体素阳虚，多食瓜果生冷等物，六月中忽起病变，头晕目花，医用清暑药致身热如烙，目赤神昏，烦躁而坐卧不宁。恣饮西瓜露，愈饮则愈热，自谓心如热油煎熬。

予诊其脉，沉微欲绝，知其为阴盛格阳之证。即用人参养荣汤加附子、炮姜各一钱。其亲友见予所定之方，咸以谓如此大热证，在此大伏天内而再用如此热药，决无如此治法。予曰："此名假热证，若用凉药服之即亡阳而死。但此热药必须墩在冷水内，待冰冷后服之，以假骗假，无有不效者。"众皆迟疑不决，予曰："若今日不服此药，恐不能过半夜阴极时矣。"延至晚间，果然神昏烦躁，身热更甚。予急催之曰："如再迟延恐不及矣。况予与延彼为知交，若诊之不确，何敢用此反治之药，重害其性命乎？予生平治愈此等证者不下数千人，如服之不愈，吾愿任其咎。"

众见予如此坚决，方照法服之。服后烦躁渐定，渴饮亦解，得能安寐。次日又请西医打针服药，以致烦躁身热更甚。复诊其脉现浮大无根，知系西医又复误治，无根之火上冒尤甚，两足冷至膝上，危险极矣。因急用昨日原方加倍之量，再加别直参、杞子各一两，以培土埋阳而育阴潜阳，仍使冰冷服之而烦躁顿宁，神志亦清。后续照此方连服七八剂而瘳。(《治病法轨》)

按：此症发于暑季，身热如烙，烦躁不宁，心如热油煎熬，确实好像实热证，难怪其亲友对用热药迟疑不决。王氏辨为假热证，以脉"沉微欲绝"为根据。此外，尚有两点可资佐证：前医用清暑药而致身热如烙；"恣饮西瓜露，愈饮则愈热"，若果系实热，用此寒凉之品当有效果，不至于反致"愈热"。由此判为寒凉之品误治所致，从而断为阴盛格阳——假热之证。

5. 元神飞越致发狂

予族倬人弟，病热证六七日不解。口渴便秘，发狂踰墙上屋，赤身驰骤，势如奔马，骂詈不避亲疏。覆盖尽去，不欲近衣，如是者五日矣。时予以岁试自茗上归，尚未抵岸，倬人曰："救人星到矣。"予婶母问是谁，曰："云峰（杨乘六之名）大兄回来也。"顷之予果至，举家及诸亲友咸以为奇。

予视之良久，见其面若无神，两目瞪视，而其言动甚是壮劲有力。意以胃中热甚，上乘于心，心为热冒，故神昏而言动狂妄耳。不然何口渴便秘，而白虎、凉膈等症悉具耶？及诊其脉，豁大无伦而重按则空；验其舌，黄上加黑而滋润不燥。始知其症是阴盛于内，逼阳于外，故壮劲有力而见症如此，乃外假热而内真寒者也。因思其于予将至而先知之者，乃阳气大亏，神不守舍，而其飞越之元神先遇予于未至之前也。遂以养荣汤加附子，倍枣仁、五味、白芍，浓煎与之。一剂狂妄悉除，神疲力倦，酣酣熟睡，周时方寤，寤则渴止食进而便通矣。继用补中益气加白芍、五味，调理而痊。(《潜村医案》)

　　按：此案亦系假热，虽然"口渴便秘，发狂踰墙上屋"，似乎"白虎、凉膈等症悉具"。"及诊其脉，豁大无伦而重按则空；验其舌，黄上加黑而滋润不燥。始知其证是阴盛于内，逼阳于外。"仍以舌、脉为凭，勘误辨真，识破假象。

6. 二阴肿热虚阳泄

　　周某之妻，年二十余，患后阴热痛而肿，继连前阴亦然，小溲短热，行动维艰。其夫请方，余疑其为淫毒也，却之。他医以发散及寒凉清利进，益剧，至咽喉亦肿痛，水谷难入，复再三恳求。

　　诊之，脉沉微，舌苔白而滑。曰：经言"肾开窍于二阴"，肾阳不潜，浮游之火蔓延上下，故见此症。以济生肾气丸与之，一剂咽痛止，二剂肿痛减半，三剂顿愈。(《遯园医案》)

　　按：此案前后阴发热肿痛，萧氏以虚阳浮游辨治，自有舌、脉为据，本证也可称虚阳下泄。再看他以舌、脉为凭，辨治前阴湿热为患案例，与本案对照，有助于分辨真假发热：机械工某之妻，患前阴热肿痛痒，最不能堪，医治逾月，毫无寸效。其夫踵门乞为一诊。脉沉弦而滑数，舌色鲜红而苔白，口苦咽干，不喜饮，溲数而短热，知系厥阴风湿，久而化热生虫所致。即以龙胆泻肝汤加黄柏、知母，服五六剂，并外用杀虫、清热去湿之药敷洗而愈。

7. 大气下陷致假喘

（1）一人，年四十八。素有喘病，薄受外感即发，每岁反复两三次，医者投以小青龙加石膏汤辄效。一日反复甚剧，大喘昼夜不止。再投从前之方分毫无效。延愚诊视，其脉数至六至，兼有沉濡之象。疑其阴虚不能纳气，故气上逆而作喘也。因其脉兼沉濡，不敢用降气之品。遂用熟地黄、生山药、枸杞、玄参大滋真阴之品，大剂煎汤，送服人参小块二钱。连服三剂，喘虽见轻，仍不能止。

复诊视时，见令人为其捶背，言背常发紧，捶之则稍轻，呼吸亦稍舒畅。此时，其脉已不数，仍然沉濡。因细询此次反复之由，言曾努力搬运重物，当时即觉气分不舒，迟两三日遂发喘。乃恍悟，此证因阴虚不能纳气，故难于吸。因用力太过，大气下陷，故难于呼。其呼吸皆须努力，故呼吸倍形迫促。但用纳气法治之，止治其病因之半，是以其喘亦止愈其半也。遂改用升陷汤，方中升麻、柴胡、桔梗皆不敢用，以桂枝尖三钱代之。又将知母加倍，再加玄参四钱，连服数剂痊愈。（《医学衷中参西录》）

按：大气下陷即心肺之气虚下陷，与痰气壅肺之喘有虚实之分，不可不辨。前者虽呼吸困难，并无张口抬肩之象，此因正虚呼气难使然；痰气壅肺之喘必见张口抬肩之象，因其邪气实而吸气难使然。二者脉象在寸部亦有沉浮之别，大气下陷其脉沉迟微弱，关前尤甚，剧者或六脉不全，或参伍不调；痰气壅肺之喘其脉多浮弦或滑而有力。大气下陷之喘临床常见，与实喘务必分清，此证编者称之为"假喘"。张锡纯曾呼吁："愚愿业医者，凡遇气分不舒之证，宜先存一大气下陷理想，以细心体察，倘遇此等证，庶可挽回人命于顷刻也。"

升陷汤是张锡纯治大气下陷名方，组成：生箭芪六钱，知母三钱，柴胡一钱五分，桔梗一钱五分，升麻一钱。气分虚极下陷者，酌加人参数钱，或再加山萸肉（去净核）数钱，以收敛气分之耗散，使升者不至复陷更佳。

（2）有兄弟二人，其兄年近六旬，弟五十余。冬日畏寒，共处一小室中，炽其煤火，复严其户牖。至春初，二人皆觉胸中满闷，呼吸短气。盖因户牖不通外气，屋中氧气全被煤火着尽，胸中大气既乏氧气之助，又兼受炭气之伤，日久必然虚陷，所以呼吸短气也。因自觉满闷，医者不知病因，竟投以开破之药。迨开破益觉满闷，转以为药力未到而益开破之。数剂之后，其兄因误治竟至不起。其弟服药亦增剧，而犹可支持，遂延愚诊视。其脉微弱而迟，右部尤甚，自言心中发凉，少腹下坠作疼，呼吸甚觉努力。知其胸中大气下陷已剧，遂投以升陷汤，升麻改用二钱，去知母，加干姜三钱。两剂，少腹即不下坠，呼吸亦顺。将方中升麻、柴胡、桔梗皆改用一钱，连服数剂而愈。（《医学衷中参西录》）

（3）丁某，男，55岁。胸闷气短，反复咳嗽3年。刻诊：胸中满闷，有如桶箍，气短不足以息，动则似喘，时有咳嗽，白痰不多，乏力。舌淡苔薄润，脉弦，双寸沉弱。患者从事人力车劳务多年，现因体力不支而停业。查其先前处方，多系宣肺止咳类方药。此症明系伤于劳累，致肺气受损下陷而成，予升陷汤。药用：黄芪30g，知母、升麻、柴胡、桔梗各10g，瓜蒌15g。5剂。

复诊称多年来胸中未曾这样舒顺，咳嗽已止，嘱再服5剂巩固，诸症悉安，随访多年，偶有复发，原方仍效。（《关东火神张存悌医案医话选》）

按：此案胸中满闷、气短，并非肺气胀满引起，果如此其寸脉当见浮象，服宣肺药应当取效。此系过劳伤肺，肺气下陷，宣降失职引致，其寸脉沉弱可为辨证眼目。

8. 附子养荣汤治腹胀

汪某，年近六旬。仲春病腹胀兼作痛，饮食不能进。服群医药十余剂不一应，且增甚。遣人召予，诊之六脉洪大滑盛，重按益加有力，如年壮气实人。面色则㿠白而带萎黄，舌色则青黄而兼胖滑。诊毕，予索前医拟方遍阅之，则皆香附、厚朴、乌药、木香、山楂、神曲、陈皮、半夏、藿香、延胡、枳壳、桔梗、莱菔子、大腹皮等一派消导宽快之属。因谓曰："若但据脉症则诸方殊得当也。第面色白上加黄，且㿠而萎，舌色黄里见青且胖而滑，则症之胀痛与脉之洪盛可知皆非实候，所以陈皮、枳壳、木香、乌药等剂，日夜吞咽而腹痛依然，腹胀如故也。不知此由心机太重，心境不舒，思虑郁怒，亏损肝脾，以致肝脾两经气血两虚而脏寒生满且作痛耳。"乃拟养荣汤倍人参加附子一方与之，一剂而痛胀随灭，再剂而痛胀全除。继用补中益气加白芍调理而饮食如旧。

有人问："形盛脉大，焉知其症属虚寒乎？"予曰："凡物之理，实则坚，虚则浮，热则燥，寒则湿。今舌色青上加黄且胖，则为肝脾之虚无疑，而胀非实胀，痛非实痛可知矣；胖而兼嫩且滑，则为肝脾之寒无疑，而胀为寒胀，痛为寒痛可知矣。引而伸之，诸脏皆可类推。予兹三十年来，所挟以破群医莫解之疑，治各种难活之候而幸无或误者，所恃有此法也。使不有此法，则何以阴阳虚实见之悉得其真，补泻寒温投之则神其应哉？"（《潜邨医案》）

按：此案腹胀，形盛脉大，似乎气滞实证，然服用"一派消导宽快之属""十余剂不一应"，应非实证。杨氏据舌色青上加黄而胖兼嫩且滑，判为虚寒之证，用养荣汤加附子，获效迅捷。所论"凡物之理，实则坚，虚则浮，热则燥，寒则湿"之义，亦颇有启迪。

9. 胃胀乃阳虚所致

胡某，女，66岁。胃胀，反复40年，自觉胃冷，时食少或不思食。经常便秘，医家常用味苦之药治之，药后则泻下，近年吃苦药也已不效。脉沉细微，舌淡透白，此陈寒痼疾，阳虚极甚，方药：

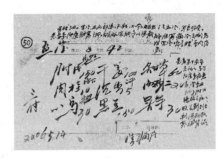

曾辅民处方

附子150g，干姜100g，炙甘草60g，肉桂20g，生黄芪40g，西砂仁20g。3剂。

二诊：药后胃胀消失，稍感微胀，生冷、清热食物全忌。确实，胃病应"节其饮食，适其寒温"。因便秘，此方加半硫丸。(《擅用乌附——曾辅民》)

按：胃脘胀满临床上常见，一般多从气滞着眼，施以行气、破气之法，然有效有不效者。主要原因在于胀有虚实之分，实胀自有实证可辨，可予行气、破气之法；虚胀自有虚象，即如本例脉证一派虚寒表现。虚则补之，若予行气、破气套方套药，则犯了"虚者虚之"之戒。临床上虚胀并不少见，尤其屡治不效、病史已久者，误以实胀而误辨误治者多矣，岂可不慎。经云"脏寒生满病"，胀满之症，多由脾胃虚寒引起，曾氏认定脾肾阳虚病机，以大剂四逆汤加肉桂、生黄芪为治，3剂即获显效，除砂仁外未用一味理气之品，信是高手。

10. 便秘系由阴寒结

（1）从叔多昌，40余岁时，初患大便不利，医者以滋润药服之。久之小便亦不利，肚腹饱胀渐上，胸膈亦痞满不舒，饮食不入，时时欲呕，前后服药已数月，疾益剧。后有一医谓当重用硝、黄大下，连进三剂，大小便益闭塞不通，身体益困疲不支。余见其面色惨晦，骨瘦，起居甚艰，舌苔厚而灰白，切脉沉迟而紧。余曰："此症药与病反，诸医无一知者，病虽危险，尚有方救。但恐老叔不能坚信，摇于旁议，中道变更，反使余代他人受过，则不敢举方，以于事无济也。"多叔曰："吾自分死矣，他医之方，试之殆遍，今尔为吾立方，不论何药，死亦甘休。"

遂疏方：乌附45g，北姜45g，老生姜30g，粉甘草45g。嘱其煎成冷服，每日当尽3剂，少必2剂，切勿疑畏自误。嘱用大罐多汲清水，一次煎好，候冷分三次进服。究以疑畏不敢频进，至夜仅服完一剂，次早呕稍止，膈略舒，可进糜粥，是日服药始敢频进，尽两剂。其明日，呕已止，胸膈顿宽，索糜粥，食如常人。余因语之曰："今日当不复疑余药矣。"又于原方外加半硫丸2两，每日清晨用淡姜汤送下3钱，分3日服完。第4日，天未明而腹中作响，似欲更衣，扶如厕，小便先至，大便随出，先硬后溏，稠黏不断，顷刻约半桶，病如失矣。为疏通脉四逆加人参汤善后。

多叔问余："此症缘何致之，前此许多医药，何以日剧？贤侄方何以如此神效？"余曰："此理深奥，即粗知医者亦难悟此。人身肠胃，犹人家之阴沟，胸膈犹堂室然，疾系内脏阳气式微，犹之天寒地冻也。试观冬月，阴沟冰结，水道不通，求通之法必候赤日当空，自然冰释。此理妇孺咸知，医者反茫然不觉。初以润药是益之霜露，则阴沟冰结愈固，无怪二便不通，肚腹满胀也；继进硝、黄，是重以霰雪，阴沟即不通层累而上，势必蔓延堂室，是即阴霾上逼，由肚腹而累及胸膈，遂至咽喉亦形闭塞，时而作呕也。今余以辛温大剂频服，使重阴中复现阳光，坚冰立消，获效所以神速。"（《邂园医案》）

按：此案大便不利，当属大便涩滞不畅之证，古人多称"便结"。本案一误于滋润，再误于蛮攻，乃至病势已危，萧氏认定阴结而致厥逆，处以大剂通脉四逆汤，未加一味通便套药，且日进3剂，胆识非同常医。

萧氏为病人讲解病因机制十分精彩，用比喻方式将阴结的形成说得通俗易懂，误治、正治的道理讲得浅显而明，堪称绝妙的科普宣传，既在今日，其理其文均值得玩味。

（2）邓某，女，84岁。便秘，口苦食少，尿热，神差欲寐，舌淡，脉沉细尺不显。处方：

附片50g（先煎），干姜40g，炙甘草20g，肉桂10g（后下），炮姜20g。2剂。其后因咳而就诊，述服上药后症状消失。（《擅用乌附——曾辅民》）

按：此案与上案相似，亦属阳虚便秘，认定阴证眼目在于"神差欲寐"及舌脉之象。虚阳下陷而现尿热，不是心热之症；虚阳上浮而现口苦，亦非胃火。

11. 下肢奇冷阴虚致

李某，男，43岁。于1978年10月，无明显诱因而自觉双下肢发凉，厂医诊为肾阳虚证，用金匮肾气丸、虎骨酒、青娥丸等大量温补之药，病情未能控制，且逐渐发展，冷感向上至腰部，向下则冷至足心，如赤脚立冰上，寒冷彻骨。伴有下肢麻木，痒如虫行，小便余沥与阳痿等症。曾先后在北京医院、首都医院、友谊医院检查，均未见异常。虽屡服补肾壮阳、益气和血等中药 200 余剂，未能见效。

刘渡舟教授查患者素体健康，面部丰腴，两目有神，舌质绛少苔，脉弦而略数。饮食如故，大便不爽，小便短黄。按阳厥证治之，初投四逆散，药进 3 剂，厥冷依然。反复追询病情，患者说出睡眠不佳且多乱梦，心时烦，容易汗出。视其舌尖红如杨梅，脉来又数，当系阴虚于下而心火独旺于上之证。《伤寒论》第 302 条云："少阴病，得之二三日以上，心中烦，不得卧，黄连阿胶汤主之。"指出了阴阳不相交通的治则。此证心火上炎，无水以承，是以心烦少寐，多梦汗出；火盛于上，阳气不能下达，下肢不得阳气之温，上下阴阳不相顺接，是以为厥。乃拟下方：黄连 9g，黄芩 2g，白芍 6g，阿胶 9g（烊化），鸡子黄两枚。上五味以水三碗，先煮三物，取一碗，去滓纳胶烊尽，小冷，纳鸡子黄，搅令相得，分两次服下。

服药三剂后，即觉下肢寒冷麻木感逐渐消退，心烦、汗出、失眠多梦等症均有明显好转，小便余沥和阳痿亦有改善。察其舌仍红赤少苔，脉弦而微数，继宗原法处方：黄连 9g，黄芩 3g，白勺 9g，丹皮 6g，阿胶（烊化）10g，鸡子黄两枚。6 剂，煎服法同前。

次年 1 月 20 日，适值降雪，寒风凛冽，患者并无异常寒冷之苦，腰以下厥冷基本告愈。一月后，据患者言未再复发。（《中医杂志》1980 年第 12 期）

按：此案颇奇，由下肢奇冷，小便余沥与阳痿等症，似乎阳虚为患，但屡服补肾壮阳之剂无效，可知病情并不简单。仔细辨析，由心烦眠差，舌尖红，脉数等考虑系阴虚于下而心火独旺于上；进一步推导乃因火盛于上，阳气不能下达，下肢故不得阳气之温，是以为厥，此非寒厥，乃由阴虚所致。按"少阴病，得之二三日以上，心中烦，不得卧，黄连阿胶汤主之"之义，投黄连阿胶汤竟收速效，实为明辨真假之范例。

12. 阴盛逼阳致口臭

（1）王某，男，23岁。口臭七八年，屡犯不减，便溏，尿黄，畏冷，眠差，手足心出汗，纳可。舌淡胖润苔黄腻，脉左弦寸弱，右滑。曾经省内名医多人治疗乏效。如此长期口臭，且经名医治疗无效，再观其脉证，显属阴证引发，前之名医必按胃火论处，无怪乎乏效。今以四逆汤处之：干姜30g，附子30g，炙草60g，红参10g，肉桂10g，砂仁10g，茯神30g。7剂。

复诊：口臭显减，便溏亦减，眠差转为正常。附子逐渐加至90g，终收全功。(《关东火神张存悌医案医话选》)

（2）张某，男，52岁，2008年10月13日初诊：口臭5年，素患十二指肠球部溃疡，时常便血，面色萎黄，肢体不凉。舌淡胖润有痕，右脉浮滑，左脉滑寸弱。血糖：6.7mmol/L。衡量整体状态，此口臭亦由"阴盛而真精之气发泄者"，方用四逆汤原方：附子30g，炮姜30g，炙甘草60g，5剂。

复诊（2008年10月21日）：口臭消失。以附子理中汤善后。(《关东火神张存悌医案医话选》)

按：两例口臭，前之所治皆省内名医，其所以屡治乏效，皆因不知口臭也有由阴证引发者，且临床并不少见。

盖臭乃火之气，一般都认为由胃火所致。其实并不全面，郑钦安指出："夫口臭有二，有先天精气发泄者，口虽极臭，而舌滑润微黄，人无神而阴象全现，绝不饮冷。胃火旺者，口臭，舌必干黄，口渴饮冷。""若凭口臭一端而即谓之火，鲜不为害。予曾治过数人，虽见口臭，而却纯阴毕露，即以大剂白通、四逆、回阳等方治之。"唐步祺阐释该条文时曰："笔者在临证中，若口臭无阴象，多为胃火旺极，用白虎加人参汤治之。亦有阴盛逼阳于外而口臭者，用大剂附子理中汤加味治之。"（《医理真传》）

13. 口苦可由阳虚致

侯某，男，40岁。2011年11月24日初诊：口苦半个月，没精神，容易发怒。自幼手足发凉，畏冷，经营鲜蘑，需要出入冷库，形瘦。舌淡胖润，苔略黄，脉左沉关浮，右弦滑寸弱。素禀阳虚，久处寒凉之地，阳气更加受损，"没精神"一语足以为证，口苦乃虚阳上僭所致，大回阳饮原方处之：附子30g（先煎1小时），炮姜30g，炙甘草60g，肉桂10g，7剂。

复诊：口苦显减，手足凉已温，精神转旺。附子增为45g，另加红参10g，生麦芽30g，10剂。

2012年3月10日：其妻因病求治，谈及侯某口苦未发。（《关东火神张存悌医案医话选》）

按：口苦之症，方书多谓心胆有热，这是一般而论。验之临床，确有口苦并不属热，而由阴盛所致者，本案即为例证。临床上口苦多作为兼证出现，通常属"心胆有热"者固有，然由阳虚所致者也不少见。千万不要只知其一，不知其二，"总在考究阴阳实据为要"，"昧者不识此理，见酸即治酸，见苦即治苦，鲜不增病。"（《医法圆通》）

14. 四逆汤治疗咽痛

（1）县委某书记，"文革"中被批斗，咽喉忽肿，用青霉素1百万单位，连用3天，兼含化六神丸不效。视之，舌胖淡有齿痕，双侧扁桃体肿至中间只见一条缝，色嫩红，不渴尿多，足膝冰冷，脉象浮洪。知是情怀抑郁，五志化火上炎，而中下虚寒已非一日。五志之火乃是虚火，下焦之寒则是真寒。遂予四逆汤一剂，时值三九寒天，煎妥后置窗外1小时，已见冰碴，令顿服之，移时入睡。2小时后醒来，病已消无痕迹。（《李可老中医急危重症疑难病经验专辑》）

　　按：此例"咽喉忽肿"，病发突然，且有"情怀抑郁"因素，容易误为实热之证，但其舌胖淡有齿痕，则显露阴盛之象，脉象浮洪乃属虚阳上浮，故以四逆汤温阳治本，一剂收功，效如桴鼓。

（2）牛某，男，50岁，齿衄年余，近1月更增咽部干痛，痰多味咸，口干而不欲饮。食纳如常，近2年异常发胖，体重增加10公斤，反不如过去精力旺盛。动则气喘，夜多小便，膝冷，脉沉细弱，舌淡胖有齿痕。牙龈色暗，血污满齿。日轻夜重，一觉醒来，满口黑紫血团。曾用大剂量VitC、六神丸，出血、咽痛有增无减。脉证合参，审为命门火衰，少阴真寒证。胖为湿盛阳微，痰味咸为肾虚水泛；日轻夜重，为阳不胜阴；肾脉循喉咙，系舌本，阴寒过甚，逼下焦真火浮于咽喉而致干痛；血属阴，必得阳旺始能统摄而循常道，今阳衰失于统摄而见齿衄，乃径投四逆汤：炙草60g，附子、干姜各30g，水煎冷服，3剂。

　　药后两症皆愈，唯觉腰困气短，加肾四味120g，红参10g，又服3剂，康复如初。追访10年，再无反复。（《李可老中医急危重症

疑难病经验专辑》)

（3）陈某，女，40岁。咽喉疼痛4天，昨日起咽干咽哑，呛咳，有痰略黄，咽部灼热感。手足心热甚，时常腹泻，时有身体阵阵轰热，疲倦，舌淡红，白润苔，脉沉实。处方：附子80g（先煎），干姜60g，炙甘草40g，肉桂3g（冲服）。3剂，每3小时服1次。

药后咽痛失音明显好转，咽部灼热感消失，咽略痒，仍有身阵热感，大便稀溏。舌淡红，白润苔，脉沉。调方：附子100g（先煎），干姜60g，炙甘草60g，红参20g，葱头8个，木蝴蝶20g。4剂。后访病愈。(《擅用乌附——曾辅民》)

按：患者咽痛、咽干、失音，咳痰略黄，容易辨为肺热阴伤，然患者素有腹泻，舌苔白润，疲倦，乃阳虚不足之象。虚阳上浮，僭于咽部而致咽痛、咽干，是为阴火。

十四、加减临时在变通

　　曾经担任周恩来总理保健医的高辉远曾治疗一高烧病人，男，23 岁。暑季发热已 4 天，体温 39.4℃，身大热，汗大出，口渴，脉洪大，一派阳明大热之象。此前某医投以白虎汤，自以为必效。可是连服两剂仍旧高热不退。高辉远临诊细察，见患者舌中心有白腻苔如拇指大，又诉胸闷，遂投以苍术白虎汤，两剂热退病愈。原来舌中心拇指大白腻苔，提示热中夹湿，湿阻中焦，白虎汤用治高热多有良效，应对夹湿兼证则不敷于用。今在清热同时兼予燥湿，仅于白虎汤中加一味苍术而取佳效。

　　按：前医"自期必效"之方，用之却无效，高辉远仅于前方添加苍术一药，竟收全功，二者就差在对舌中一点白腻苔的认识上。按其症状确属"一派阳明大热之象"，前医投以白虎汤也算对路，何以无效？未能辨出白腻苔属"热中夹湿"这一兼夹证也。

　　徐灵胎有"古方加减论"："守一方以治病，方虽良善，而其药有一二味与病不相关者，谓之有方无药。""生民之疾病不可胜穷，若必每病制一方，是曷有尽期乎？故古人即有加减之法，其病大端相同，而所现之症或不同，则不必更立一方，即于是方之内，因其现症之异而为之加减。如《伤寒论》中，治太阳病用桂枝汤，若见项背强者，则用桂枝加葛根汤；喘者，则用桂枝加厚朴杏子汤；下后脉促腹满者，桂枝去白芍汤；更恶寒者，去白芍加附子汤，此犹以药为加减者也。"

　　"能识病情与古方合者则全用之，有别症则据古法加减之。如不尽合则依古方之法，将古方所用之药，而去取损益之。必使无一药

之不对证，自然不背于古人之法，而所投必有神效矣！"（《医学源流论》）

"加减临时在变通"（《汤头歌诀》），这是一个很重要的处方原则。"医之用药，如将之用兵。……兵无常势，水无常形。能因敌变化而胜者，谓之神明；能因病变化而取效者，谓之神医。"（《友渔斋医话》）

下面举例证明。

---

1. 同用一方效不同

马某，男，80岁。2004年1月16日初诊。患者系编者高中母校的教导主任，后来当校长。2001年出现头晕，CT示多发性脑梗塞，脑萎缩，碎步蹒跚。曾经胸痛，自服血府逐瘀丸（成药）有效。但稍微劳累仍然发作，便干不畅。今因操劳右胸又痛，再服血府逐瘀丸无效，睡眠差，心情似感抑郁。舌淡赤胖润，脉弦寸弱。告以仍用血府逐瘀丸，但用汤剂：柴胡15g，枳实g，赤芍15g，炙甘草10g，桃仁10g，红花10g，当归30g，川芎15g，桔梗10g，桂枝15g，黄芪30g，红参10g，五灵脂10g，枣仁30g，茯苓30g。5付。

复诊：云服一剂胸痛即止，服完药后疗效稳定。（《关东火神张存悌医案医话选》）

按：老校长此次病好了很感谢，问我：为什么同是血府逐瘀丸方，他自己用不好使，我用就好使了呢？我告诉他，"有成方，没成病"。方子是按病研制的，但疾病却不会按药来得。你以前用血府逐瘀丸，可能病证正好适合这个方，因此有效。现在你稍累就发作，这是气虚表现，血府逐瘀丸里没有补气的药，所以你再用就不好使。

我在原方基础上加入黄芪、红参，就能补气了，所以我用就好使。他听了觉得有道理。

事实上，拿一张成方原封不动去治病，很少有效。这就涉及成药和汤药的关系了。自古以来，汤药就是中医治病最基本、最重要的方式，今天仍旧如此，尽管汤药味道不好。理由是汤药最能体现中医治病的基本原则——辨证论治。所谓辨证论治，说白了，就是具体情况具体分析，一把钥匙开一把锁。人有千面，病有百变，患者的个体差异是任何医书、教材都无法尽料的。汤药能适应这种千面百变的局势，灵活加减，随时调整，尽量适合病人的实际情况，古人叫"加减临时在变通"。这就如同量体裁衣，那块肥了加点，如本案因为气虚加入参芪；那块瘦了减点，去掉不必要的药，本案因为阴血不亏，故而去掉原方中的生地。这样针对性更强，疗效自然也好。

成药不同，以丸散膏丹为代表的中成药，药物组成是固定的，一旦批量生产，无法再作调整，如同成衣只有一种号码，肥了瘦了都得将就，针对性和疗效要打折扣。汤药能代替丸药，丸药代替不了汤药。

临床常遇到一些患者，望、闻、问、切一番后，开出汤药，却要求开中成药。苦口婆心解释半天，还是不愿意服汤药，只好听之任之。说句心里话，真想治病还得吃汤药。忠言逆耳利于行，汤药苦口利于病。

2. 原方加减一味灵

刘渡舟教授有一朋友贾医生，治疗一例大头瘟的病人，头面肿痛，时发寒热，脉见浮弦而数。辨为温热时邪上犯，开了普济消毒饮原方，以为已操必胜之券。结果非但头面肿痛未减，而且两腮竟也红肿疼痛不已。其时师兄许君恰巧登门来访，遂告其惑。许君诊察病人后，即在原方中加入夏枯草30g，病人服用后，头面肿痛即消，两腮红肿亦退，由是而愈。师兄说，此证用普济消毒饮的确不误，但脉见弦象，且又颐下作肿，乃是少阳肝胆之火郁结所致，今加夏枯草清其肝胆郁热，则邪热无容身之处，故可毕其全功。

有了前次教训，凡治大头瘟时，贾医生往往都先加夏枯草，以为预防之策。某次又治一个病人，服此方竟无效可言，反添烦躁不安。不得已又请师兄会诊，诊毕言曰："此证不但头面肿胀，而且苔黄便秘，脉来有力，为表里皆病之象。普济消毒饮治头面之表，清瘟解毒而至高颠为其所长，惟其方不能泻在里之实热，以致服后无效。凡兼夹之症，必用加减之法方能有效也。"乃于方中减去陈皮、夏枯草两药，另加酒炒大黄10g。服一剂大便畅通，小便黄如柏汁，头面之肿由此而消，其病竟愈。(《岐黄用意——巧治疑难杂症》)

按：大头瘟之病，用普济消毒饮的确不误，但因为没有顾及"颐下作肿"和便秘等兼症，故两次投方均无效验。许君所说，"凡兼夹之症，必用加减之法方能有效也"，确有至理。

十五、同病异治学眼光

20世纪60年代初期，北京中医学院赵绍琴教授主持中医治疗消化性溃疡的科研项目。初步发现黄芪建中汤对消化性溃疡疗效较好。消息传出后，北京协和医院遂用黄芪建中汤进行临床观察，但并未取得预期效果。转而向北京中医学院求教，赵绍琴来到协和医院会诊。查方后发现，在全部14例住院的溃疡病人中，仅有2例适合应用黄芪建中汤治疗，其余病人则改用其他方药，所处之方各不相同，有失笑散、金铃子散、左金丸、逍遥散、六君子汤等等。协和医院的医生大为惊奇，以为同一种病却用多种方药治疗，简直不可思议。然而二周后复查，14名病人均有不同程度好转，有的已经接近痊愈，这即是中医同病异治原则的体现，即中医辨证论治精神的体现。

在西医看来，有是病用是药，千人一方，基本没有差异，讲究的是辨病论治。中医讲究有是证用是药，因证而异，即使同为消化性溃疡，其证千变万化，据此分别治疗，可谓一人一方，一把钥匙开一把锁，讲究的是辨证论治。一直有人孜孜以求致力于研究治疗某某病的特效方、特效药，试图以一方一药包治某某病，其实从根本上就未明白中医治病的辨证原则。

曹颖甫先生说："治病之法，愚者察同，智者察异。"（《伤寒发微》）清·曹仁伯说："学医当学眼光，眼光到处，自有的对之方，此中有说不尽之妙。倘拘拘于格理，便呆钝不灵。大约工夫到时，眼光中无相同之病，看一百人病，便有一百人方，不得苟同，始为有味。若功夫未到，便觉大略相同。"（《疏球百问》）。这些说的也是这个理儿。按"大约工夫到时，眼光中无相同之病，看一百人病，便有一百人方，不得苟同，始为有味"，医家学的就是这种眼光。"若功夫未到，便觉大略相同"，看不出同中之异，恐怕就像协和医院欲用黄芪建中汤统治溃疡病一样。下面举例以学习"智者察异"之眼光。

---

1. 夫妇同病药不同

名医冉雪峰以辨证精细，"析入微芒"而为人称道。某年，武汉流行霍乱，有夏性夫妇二人均受染易。同一天发病，症状都是大吐大泻，汗出，四肢厥逆，六脉俱无，腹痛转筋，症状相似，似乎病情相同。但冉氏细心诊查，发现一个是苔白、津满，不多饮水，喜热，吐泻之物不很臭。另一个则是苔黄、津少，大渴，饮冷不休，吐泻之物甚臭。因而考虑为一人偏寒，一人偏热。前者用四逆汤温补，后者用甘露饮清热。三剂后，夫妇吐泻均止，四肢转温，六脉皆出，二人均获痊愈。(《冉雪峰医案》)

按：《内经》云："五疫之至，皆相染易，无问大小，病状相似。"——是说像霍乱之类的"五疫"之病，互相传染，病状都是相似的。但治疗却不一定用相同方药，原因就在于同病异治的辨证精神。如本案夫妇同患霍乱，同时染易，"症状相似，似乎病情相同"，应该可用相同治法。但冉雪峰辨证"析入微芒"，察出同中之异，"一人偏寒，一人偏热"，据此分别用药，均获良效，这也正是中医治病不同于西医的高明之处。

2. 两次失眠治有别

有徐姓巨商，患有失眠症，甚则终夜难以合目。前医屡进养心补血之药，迭治罔效。其人经营棉纱，日夜操劳，观其面色苍白，神采却不稍减，双目隐现红丝，脉来双关弦长。范文甫据此谓曰："夫子之症，形之有余，脉气亦有余，何可再用补剂？当疏其气血，令其条达，而致和平。"投以活血理气的血府逐瘀汤，一服即入睡泰然，连进15剂，乃得深睡。

时隔两个月，失眠再次复发，又来求原方医治。范氏察其口苦咽干，舌红苔黄，两关尚弦，由此辨证，虽同为失眠，但缘由有别，此乃肝火旺而魂不入舍，用龙胆泻肝汤清泻肝火5剂而愈。(《范文甫专辑》)

按：像上案夫妇二人同病而异治，那么同一人前后两次患病相同，治疗是否就一样了呢？本案就给出答案——照样需要再次辨证。患者第一次失眠，投以血府逐瘀汤治愈。二个月后失眠复发，"又来求原方医治"，范氏认为"虽同为失眠，但缘由有别"，改投龙胆泻肝汤而愈，显示同病异治的光辉。

3. 三次胃痛三个方

某患者胃痛，饮水饮药即吐，唐步祺先生辨为胃阳不足，先以小半夏汤温胃降逆而止呕，1剂而呕止。继以理中汤温中除寒，加肉桂、香附以行气，2剂而痛止。

约十个月后，患者胃痛复作，经详辨诊为外感风寒与胃寒感召而致，先以麻桂各半汤祛其外感之风寒，2剂而痛减，继进理中汤、甘草干姜汤加味治之而瘥。

又一年后胃痛再次复发，与前次又有不同，辨为内伤生冷食积，大便不通，先以大黄附子汤温而下之，大便通而痛减，继以理中汤加味扶其脾胃之阳，2剂又痊愈。(《郑钦安医书阐释》唐步祺治案)

按：本案同一患者，3次发作同一病症胃痛，唐氏并未简单的统以胃寒论治，而是详细辨证，察其同中之异，方随证转，分别投以不同方药，均获良效，充分说明同病异治的重要性，提示我们辨病论治不要偏执僵化。

经验有时是一把双刃剑。医家对熟悉的病症可以运用已往有效的方药应对，疗效较为可靠，这就是所谓经验；另一方面，如果拘泥于经验，忽略病症的同中之异，因循而不知变通，经验又会成为绊脚石。下面举一个反面例子证明：清末，山西介休县有医者王维藩，粗通医术，兼开药房。有某妇人患胃痛，请他治之。王以活血化瘀的"失笑散"治之，服后立效。此后，凡有心胃疼痛者，一概以失笑散治之，效否参半。王素嗜鸦片，某日自己觉得胃痛，亦取失笑散服之，疼痛转甚，至夜半剧痛欲死，天亮前殒命。

盖失笑散为活血逐瘀之药，某妇人胃痛必因瘀血凝滞，故用之立效。其他风寒暑热、饮食气郁等，皆能致之，若概以失笑散统治，岂能不出差错？王医术业不精，不知辨证，"反误了卿卿性命"。

4. 冬春咳嗽证不同

肖某，女，耄耋之年，冬季感受风寒而咳嗽，请南京名医谢昌仁诊治。认为风寒外束，痰饮内伏，处方5剂，仅服2剂即愈。余下3剂肖某视为珍药，留下备用。

翌春三月，咳嗽又发，遂取去冬留下之药煎服，不料未见效果。又请谢医生再诊，开药3剂，服后咳止。肖某问："去年服药咳止，今年再服为什么无效？"答曰："病虽同属咳嗽，但时令不同，病因有异。去冬之咳，感受风寒而发，咳痰清稀，背冷怯寒，用小青龙汤加味（姜半夏，陈皮，麻黄，桂枝，白芍，细辛，五味子，干姜，杏仁，茯苓，甘草），宣肺化痰而效。今则阳春三月，感受风温，舌质较红，咽喉干燥，痰不易出，当润肺祛痰治之，以止嗽散（紫菀，百部，陈皮，桔梗，白前，荆芥，杏仁，桑叶，甘草）投治获效。

按：本案两次咳嗽，固然有季节时令之差异，更重要的是证候表现不同，前次咳嗽乃风寒兼有痰饮，本次咳嗽则是风温兼有燥痰，用药自然有异。患者将前次咳嗽的余药留待复发时备用，想不到再用无效，就是因为同病咳嗽而证候不同。俗话说，药方子抄三遍吃死人，本意是说因为字迹潦草，一个药方子辗转抄了三遍后，可能误抄而出人命。编者引申其意，也可理解为，此次服药治好了病症，下次再发同病，拿出上次的药方照抄再用，可能就要出事，原因就在于证候不同。

十六、大病必须大药

北洋军阀吴佩孚，因暴怒而致上门牙剧烈疼痛，名医换了3人，治疗一周，均告无效。陆仲安诊脉后惊曰："此特大之燥症，独秉阳赋，异于常人，真斯人而有斯症。然而非常之燥，非非常之剂量不能制，否则杯水车薪，徒增病势耳！"陆氏详审先前所服3张药方，对其中一方颇感兴趣："此方用的是白虎汤，乃对症之药。"言罢，陆提笔开药4味：石膏、知母、粳米、甘草。仍为白虎汤，只是将方中石膏剂量由八钱增至八两，服后牙痛竟止。第二年，吴佩孚牙痛复发。陆仲安仍用此方治之，但石膏用量翻番，由八两加至一斤。吴服之，牙痛又止。

按：陆仲安以擅用黄芪著称，岂知用起石膏来竟也极具胆识，非常医可及。一般而论，平常之症可用轻剂，无须重剂，否则药重病轻，诛罚无过，可能偾事；但当大病重症之际，则非寻常药剂所敌，需要重剂方能奏效，否则药轻病重，可能误事，"大病必须大药"，而这需要胆识。

清·王孟英云"急病重症，非大剂无以拯其危。"王清任说："药味要紧，分量更要紧"（《医林改错》），诚为至理。吴佩衡认为："病至危笃之时，处方用药非大剂不能奏效。若病重药轻，犹兵不胜敌，不能克服……古有'病大药大，病毒药毒'之说，故面临危重证候勿需畏惧药毒而改投以轻剂。否则，杯水车薪，敷衍塞责，贻误病机，则危殆难挽矣。"陈伯坛也说，"古人谓药不瞑眩，厥疾弗疗。用药如用兵，兵少致败，药轻失机，按证下药，应重不重，反受其害。"李可先生则称，"在急危重症这块，用小剂量的话，只能是隔靴搔痒"。各家均表明了"大病必须大药"的道理，下面举例证明之。

---

1. 阴寒大证须大药

萧琢如曾治余某之妻，年近四十，得阴寒大证已一年矣。左边少腹内有块，常结不散，痛时则块膨胀如拳，手足痹软，遍身冷汗，不醒人事，或二三日一发，或五六日一发，医药讫无寸效。阅所服方厚积数寸，令人捧腹。脉之沉紧，舌苔白厚而湿滑，面色暗晦，即与通脉四逆汤，乌附用八钱，连进三剂，痛止。

嗣因止药又发，另延他医治之，逾二旬痛如故，仍来求诊。余曰："症本不易治，岂可付毫无学识之辈，而以搔不着痒之药图治乎？"阅方果皆庸俗不经，复以通脉四逆加吴茱萸，乌附每剂一两，续加至二两，服十余剂，痛已不作而内块未散。因念《金匮》"寒疝腹中痛，逆冷，手足不仁，若身疼痛，灸刺诸药不能治，抵当乌头桂枝汤主之。"惟乌头不可得，即用生附片一两，照方煎服。至四帖，脉紧稍减，内块渐小，食量增，精神益振。

病者性颇慧，谓药与症对当多服图效，求增加附片至二两，又服数剂，内块递减。陆续增加附片至四两，已服两帖，续尽三帖，病者体气日健，喜出望外，即取余药一帖，浓煎大碗，一饮而尽。顷之面热如醉，手足拘挛，舌尖麻，已而呕吐汗出，即平复如初。尝谓大病必须大药，非特医生必有确定之见，又必病家信用之坚，两者相须为用，方能奏回天手段。（《邅园医案》）

按：萧琢如认为"大病必须大药"，本案寒疝乃阴寒大症，附子出手即用八钱，陆续增至一两，二两，四两，终于愈此"大病"，令人叹服。

2. 药量减半折半寿

明代太医吴球善用附子，人称"吴附子"。一富室患中寒阴证，名医盈座皆束手无策。后来吴御医至，诊之曰：非附子莫救。令人拣极重者三枚，生切为一剂，计重三两投之。众医咋舌，私自减其半量，以一两半为剂进之，病遂已。吴氏复诊曰："为何减吾药量？吾投三枚，将令其活三年，今止活一年半耳。"后一年半果病发而卒。(《名医类案》)

按：吴球对此证辨治，胆识兼备，尤其是附子剂量的拿捏相当准确，"吾投三枚，将令其活三年"，因众医私减半量，断言"止活一年半耳"，竟果如其言，至时而卒。屡用达药，真把附子药性掌握到极致了。

3. 砒霜用量见胆识

叶天士在向金山寺老僧学医，遇一病人腹胀如鼓，已是"垂毙之人"，叶诊为"虫鼓"，拟用砒霜3分杀虫。老僧说："汝所不及我者，谨慎太过。此方须用砒霜一钱，起死回生，永除病根矣。"天士骇曰："此人患虫蛊，以信石（砒霜）三分，死其虫足矣，多则何人能堪？"僧曰："汝既知虫，可知虫之大小乎？此虫已长二十余寸矣。试以三分，只能使虫昏迷，苏醒后再投药，虫即不受，人必死。"老僧用药

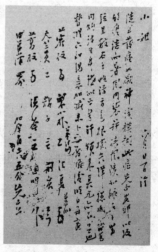

叶天士处方

一钱，打下二尺长的赤虫，人得获救，永绝后患。

按：此案砒霜剂量的投用，充分体现了"药味要紧，分量更要紧"的道理。

4."陈大剂"治愈谭总督

清末光绪年间，两广总督谭某患外感，缠绵一个月未愈。友人推荐广州名医陈伯谭诊治，陈熟读伤寒，善用重剂，人称"陈大剂"，为岭南伤寒"四大金刚"之一。谭总督请友人带陈来府中，友人预先告诉他，谭曾服桂枝3分便流鼻血，嘱他千万不可用桂枝。时值初夏，陈伯谭来到谭总督跟前，却见谭仍穿棉衣，头上还渗出点点汗珠。切脉之后，诊断为伤寒桂枝汤症，仍开出桂枝汤原方，而且桂枝用量达9钱，友人大吃一惊，心

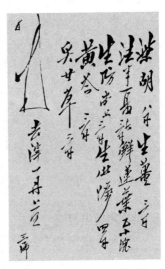

陈伯谭处方

中暗想："你陈医生是否找死，早已告诉你别用桂枝呀！这次牵累到我这个介绍人了。"但在谭总督面前，却又不便哼声。谭总督拿过方子，细看他写的脉论，大为赞赏，说到："此公诊症有理有据，果是真知灼见。"随即命下人照方煎服，第二天病状尽除。

5.黄芪2斤治虚弱老病

河南南阳名医张翰屏，光绪年间举人，精于医学，有"神医"之称。袁世凯之兄袁清泉有病，闻张之声名急迎来诊。开药不过

四五味，而有黄芪二斤。袁世凯之子袁寒云疑为有误，持方问之。张举笔改为三十二两，仍是二斤。袁寒云私自改为半斤，第二天复诊，张起身欲去，说道："不信医者不治，吾用黄芪二斤，病者只服八两，迁延贻误，谁任其咎！"袁寒云谢过请求重新开方。张说："不必重开，就按前方服三帖痊愈矣。"服后果然痊愈。有人询之，张说："虚弱老病，非黄芪不能补，理甚易明，惟分量须有把握耳。"

按：张翰屏用黄芪2斤，剂量惊人，然3帖痊愈的事实，让人佩服，此确有经验之高手也。惜其经验记载很难查见，殊感遗憾。

6. 大剂柴胡愈鼻衄

晚清福建寿宁名医郭彭年，光绪年间悬壶台江，有一举子温冠春，因日夜苦读而成鼻衄，有时出血盈碗，长时方止，多方延医不效。延请郭诊视后，开一处方：柴胡250g，水煎当茶频饮。有医惊曰："柴胡性升发而动肝阴，怎能一下用半斤呢？"病家自忖别法都已试过，权服一剂再说。岂料，鼻衄竟止住了。如期赶考，竟然高中。郭解释曰：举子因功名心切，肝郁化火，上扰鼻窍，以致衄血。前医多以泻心汤直折火势，与其扬汤止沸，何若釜底抽薪？经云："木郁达之"，木达则火自平，故重用柴胡而取效。

按：鼻衄而用如此大剂柴胡，非确见难以有此手眼。

7. 重用麻黄治风水

陈某，男，25岁。上月至邻村探亲，归至中途，猝然大雨如注，衣履尽湿，归来未介意也。三日后发热，恶寒，头疼，身痛，行动沉重。医与发散药，得微汗，表未尽解，即停药。未数日，竟全身浮肿，按处凹陷，久而始复，恶风身疼无汗。前医又与苏杏五皮饮，肿未轻减。改服五苓散，病如故。

医邀吾会诊，详询病因及服药经过，认为风水停留肌腠所构成。虽前方有苏、桂之升发，但不敌渗利药之量大，一张一弛，效故不显。按陈证先由寒湿而起，皮肤之表未解，郁发水肿。诊脉浮紧，恶风无汗，身沉重，口舌干燥，有湿郁化热现象。乃外寒湿而内郁热之越婢加术汤证，宜解表与清里同治，使寒湿与热均从汗解，其肿自消。方中重用麻黄两半，直解表邪；苍术四钱燥湿，姜皮三钱走表行气，资助麻黄发散之力而大其用；石膏一两清理内热，并制抑麻黄之辛而合力疏表；大枣、甘草各三钱和中扶正，调停其间。温服一剂，卧厚复，汗出如洗，易衣数次，肿消大半。再剂汗仍大，身肿全消，竟此霍然。

风水为寒湿郁热肤表之证，然非大量麻黄不能发大汗，开闭结，肿之速消以此，经验屡效。若仅寻常外邪，则又以小量微汗为宜，否则漏汗虚阳，是又不可不知者。(《治验回忆录》)

按：本案风水麻黄重用至一两五钱，赵氏治疗此证，确有胆识。诚如作者所言，若仅寻常外邪，以小量微汗为宜。此为风水表实之证，亦须认证确切，多方考虑，并就医者平时用药经验，然后酌予制大其剂，幸勿以此为恒法也。

8. 石膏八两方退热

江阴缪姓女，偶受风寒，恶风自汗，脉浮，两太阳穴痛，投以轻剂桂枝汤，汗出，头痛瘥，寒热亦止。不料一日后，忽又发热，脉转大，身烦乱，因与白虎汤：生石膏八钱，知母五钱，生甘草三钱，粳米一撮。

服后病如故。次日又服白虎汤，孰知身热更高，烦躁更甚，大渴引饮，汗出如浆。又增重药量为石膏二两，知母一两，生甘草五钱，粳米二杯，并加鲜生地二两，天花粉一两，大小蓟各五钱，丹皮五钱。令以大锅煎汁，口渴即饮。共饮三大碗，神志略清，头不痛，壮热退，并能自起大小便。尽剂后烦躁亦安，口渴大减。

翌日停服，至第三日热又发且加剧，周身骨节疼痛，思饮冰凉之品，夜中令其子取自来水饮之，尽一桶。因思此证乍发乍止，发则加剧，热又不退，证大可疑。适余子湘人在，曰："论证情确系白虎，其势盛则用药亦宜加重。"第就白虎汤原方加石膏至八两，余仍其旧。仍以大锅煎汁冷饮。服后，大汗如注，湿透衣襟，诸恙悉除，不复发。惟大便不行，用麻仁丸二钱，芒硝汤送下，一剂而瘥。（《经方实验录》）

注：本案发热，大渴，大汗，脉转大，白虎汤"四大症"俱在，唯生石膏从八钱增到二两，各症仍"乍发乍止"，直至增加到八两，方才"诸恙悉除，不复发"。验证了"大病必须大药"之理。

9. 原方加量效乃彰

某女，28 岁。患了重度胃瘫，吃啥吐啥，只能靠打点滴维持生命，体重从 120 斤降到了 84 斤，瘦得像个骷髅。从县里到省里一直到北京，看了 4 年病，没一个医生能治好。当她被人背进医院时，中国中医科学院广安门医院副院长仝小林给她开出附子理中汤。她丈夫看着方子失望地摇头，不止一家医院开过这个方了，按此方已经吃过好多次药，结果照样还是吐。仝看出他的顾虑，让先吃三付药试试。当服到第二付时，奇迹出现了，妻子的吐止住了。他满腹疑惑地找仝询问，同样的方子别人开为啥不见效？原来，仝小林处方用的附子剂量是 60g，而其他医生用量一般不超过 10g（《中国中医药报》2010-1-28）。

　　按：4 年之病，服药无数，且也服过理中汤，皆未见效。仝小林教授同样用理中汤，两剂即能取效，原因何在？方药相同，唯附子剂量是 60g，其他医生用量一般不超过 10g，只差在附子的剂量上，充分说明"药味要紧，分量更要紧"的道理。

10. 附子"五分"吃坏了

　　罗君，患伤寒已三日，始迎余诊视。脉数大无伦，按之豁如，舌色纯黑，大发热，口渴，头面肿如瓜，颈项俱肿大，食不能下，作呕，夜不能卧。余见病势，殊觉可畏。问："何以遂至于斯？"答曰："前日犹轻，昨服余先生附子五分，遂尔火气升腾，头面尽肿，颈项粗大，锁住咽喉，饮食不能下，实是误被五分附子吃坏了。"余笑曰："附子倒吃不坏，是'五分'吃坏了。"问："何以故？"余曰："此极狠之阴证也。前贤所谓阴气自后而上者，颈筋粗大；阴气自前而上者，胸腹胀满。项与头面俱肿大，正此证之谓也。附子要用得极重，方攻得阴气退。若只数分，如遣一孩童以御千百凶恶之贼，既不能胜，必反遭荼毒。今日若延他医，不能辨证，见此病状，先疑为火，又闻尔被附子吃坏之说，彼必将前药极力诋毁一番，恣用寒凉一剂，病人必深信而急服之。呜呼！一剂下咽，神仙莫救矣。此阴极于下致阳浮于上，今当先用八味地黄汤一剂，攻下焦之阴寒，摄上焦之孤阳。待面项肿消，再换理中汤，方为合法。"

　　方用：大熟地七钱，附子三钱，肉桂二钱，人参三钱，茯苓、泽泻各一钱，丹皮八分，山萸一钱五分，加童子尿半杯。服一剂，头面颈项之肿尽消，口亦不渴，始叹服余之认病用药如神。次日，再换用理中汤，桂、附、参、苓、泽俱同前用，去地黄、山萸、丹皮，加白术一钱五分，半夏八分，炮姜一钱。服一剂，脉症如旧，舌上黑苔丝毫未退，仍作呕。乃知一剂犹轻，照方每日服二剂，共用附子六钱，参亦六钱，胸膈仍不开，舌苔仍未退。又照前方将熟附换作生附，每剂三钱，亦每日服二剂。服二日，舌苔始退，胸膈略开，共服月余而后起。

其后遇余先生，亦云罗某之恙幸赖先生救活，不独罗兄感激，弟亦感激。若遇他医，以寒凉杀之，仍归咎五分附子之害也，不永受不白之冤耶？（《吴天士医话医案集》）

按：此案意味深长，余医以"附子五分，遂尔火气升腾，头面尽肿，颈项粗大，锁住咽喉，饮食不能下。"病人自然认为被"附子吃坏了"。吴天士指出："此极狠之阴证也……附子要用得极重，方攻得阴气退。若只数分，如遣一孩童以御千百凶恶之贼，既不能胜，必反遭荼毒。"正如柯韵伯所说，"今之畏事者，用乌、附数分，必制熟而后敢用，更以芩、连监制之，焉能挽回危证哉？"后用附子三钱，且日服二剂，直至"将熟附换作生附"，方始奏效。很明显，用药相同，用量不一样，获效与否就差在剂量上。

十七、大黄救人有功

宋理宗宝庆二年，蒙古耶律文正王跟随元太祖进攻南京，夺取灵武城后，诸将官兵都争夺金银财宝、美女玉器，只有文正王独取书籍，并要了中药大黄两坨。众人皆笑其痴，劝他："王爷，我们久居北方，何曾见中原这般富庶，今获大胜，何不趁机捞些美女玉帛，你要那些破书、草根有什么用？"文正王也不多说，随他们自去抢劫。没过多久，军中暴发疫疠，死亡惨重，唯有服大黄者可望获生。文正王即将运来的大黄散发军中，士兵煎药服用，获救者几万人，人皆感其恩。事见陶宗仪《南村辍耕录》。

将军是中药大黄的别称，是说大黄药力峻烈，如同将军一样性情暴烈。俗话说，大黄救人无功，人参杀人无过。意思是大黄虽然能救人，却因其药峻而无功，人参补益，虽然杀人也无过错。其实这是偏见，火神派宗师郑钦安称，"病之当服，附子、大黄、砒霜，皆是至宝。病之不当服，参、芪、鹿茸、枸杞，都是砒霜。"关键是辨证论治。

"善用将军药（大黄），为医家第一能事。"（《经历杂论》）一言九鼎，强调善用大黄对于医家的重要性。"大凡应用硝黄之病，绝非他药所能代，若畏而不用，必致缠延误事，但须辨认真切，用之有方，不可颟顸孟浪耳。"（《丛桂草堂医案》）许叔微所谓"藏有热毒，虽羸老亦可服大黄。"

实际上，擅用大黄的名医很多，"附子、大黄，诚阴阳二症之大柱脚也。"（郑钦安语）据黄煌教授对全国500名名医的问卷调查，关于最擅长运用药物一项，大黄排名第二，而人参排名第十二。历览前贤医案，以大黄治病救人的案例可以说比比皆是，大黄救人有功，万不可因其峻烈而不敢投用，此"为医家第一能事"。下面选择几例以飨读者。

---

1. 二两大黄通顽秘

张景岳曾治一壮年人，素好火酒，夏日醉后露卧，因致热结三焦，二便俱秘。景岳先投以大承气汤，"用大黄五七钱，如石投水"，丝毫未见功效。又以神佑丸及导肠法，"俱不能通"，"危剧益甚"。遂仍以大承气汤加大黄二两，芒硝三钱，牙皂三钱煎服。黄昏进药，四鼓始通，大便下而后小便渐利。景岳议曰："此所谓盘根错节，有非斧斤不可者，即此之类，若优柔寡断，鲜不害矣。"

2. 将军竟救白云夫

说的是大黄救了白云夫——白发老翁袁枚一命，此中有一段掌故。话说袁枚患了痢疾，很多医生都认为他高年体弱而又耽于词章，案牍劳苦，故此屡用人参、黄芪类补药，却不见效，反而加重，势见垂危。后有老友张止原诊过，开方只取大黄一味令其服用，因其药峻，众医皆不以为然。袁枚感悟前治之误，毅然服下大黄，竟然药到病除。此后袁枚向张讨教，何以大黄竟能治愈此病？张释说："君体虽虚，但平日少于劳作，肠胃间有痰食积滞，加之湿热外侵，而成下痢。若积滞不去而妄言补，只能固邪而病必不除也。今用大黄，取其将军之性斩关夺隘，祛其积滞，通利肠道，病自愈矣。"袁枚听了心悦诚服，当场赋诗以致谢意，诗云：药可通神信不诬，将军竟救白云夫。

另有名医龚子才治疗刘司寇，年近70岁患痢疾，脓血腹痛，诸药遍用乏效，诊之六脉微数。此肥甘厚味食之太过，内有积热。应当服用酒蒸大黄一两清利之。刘曰："吾衰老恐怕不胜大黄攻伐，用滋补平和之药方好。"因再三讲解，始勉强从之用药，第二天即愈。（《续名医类案》）

3. 釜底抽薪而泻热

新四军名将罗炳辉将军一生富于传奇色彩，电影《从奴隶到将军》中的主人公罗霄将军就是以他为原型塑造的。1942年夏，罗将军患了温热病，高烧不退，时时说胡话。当时西药奇缺，致使病势危笃。后来慕名求治于安徽名医戴星甫。戴星甫，幼承庭训，刻苦学医，夜读苦读不辍，视力受损而成高度近视，人暗称"戴三瞎子"（兄弟中行三）。戴氏识证准确，投药果敢。一诊即诊断罗将军是"阳明腑实证"，直接投以大承气汤釜底抽薪而泻热，生大黄用至二两，一般人用到10g就可以了。不料药店惧怕药量太重，吃出人命来，私自改配熟大黄且减少用量。罗将军服后未效，戴氏甚感奇怪，亲自检视药材，发现大黄剂量不够，而且是熟大黄，药力不足，立命另取生大黄二两重煎再服，果然一剂便通而热退，转危为安。此非胆识过人者不能为也。

4. 大黄10斤治热毒

张锡纯某日去邻县治病，遇杨氏少妇得一奇症，赤身卧于帐中，其背肿热，若有一丝布头着于身上，即觉得热不可忍，百药无效。后有乘船自南方赴北方参加乡试者，精通医术，请他为之诊视。称为热毒所致，投用大黄10斤，煎汤十碗，放量饮之，数日饮尽，病

竟霍然而愈。这大概是有史以来用大黄剂量最大者。(《医学衷中参西录》)

按：此症非有经验见识者，断不敢为。博涉知病，屡用达药，二者缺一不可。

5. 伤食非大黄不可

淮安大商杨秀伦，年七十四。外感停食，医者以年高体丰，非补不纳，遂致闻饭气则呕，见人饮食则叱曰："此等臭物，亏汝等如何吃下？"不食不寝者匝月，惟以参汤续命而已，慕名远道来请徐灵胎诊治。

徐诊之曰："此病可治，但我所立方必不服，不服则必死。若循君等意以立方亦死，不如竟不立也。"群问："当用何药？"曰："非生大黄不可。"众果大骇，有一人曰："姑俟先生定方，再商其意。盖谓千里而至，不可不周全情面，俟药成而私弃之可也。"徐查觉其意，煎成亲至病人前令其强服，旁人皆惶恐无措，无奈只服其半。是夜即气平得寝，并不泻。次日全服一剂，下宿垢少许，身益和。第三日清晨，徐卧书房中未起，闻窗外传曰：老太爷在堂中扫地。徐披衣起

徐灵胎墨迹

序

百物与人殊体。而人藉以养生却病者何也

盖天地之物耳。惟其形体至大则不能无生其

生人也得其纯耳。物也得其偏。顾人之所谓纯者

物也得其偏。顾人之所谓纯者得其初生之理

遂耳。及其感风寒暑湿之邪。喜怒忧思之

撄而纯者遂漓。则气伤。气伤则形败。而物

之杂者偏者。反能以其所得之性补之救之

人知其然也。思故人必先知物盖气不能违理

询，告曰："老太爷久卧思起，欲亲来谢先生。出堂中因果壳盈积，乃自用帚掠开，以便步履。"旋入卧室久谈。早膳至，病者自向碗内撮数粒嚼之，且曰："何以不臭？"从此饮食渐进，精神如旧。

群以为奇，徐曰："伤食恶食，人所共知，去宿食则食自进，老少同法。今之医者，以老人停食不可消，止宜补中气以待其自消，此等乱道，世反奉为金针，误人不知其几也。"（《洄溪医案》）

6. 食积议治有见识

江右黄某，营业长沙。初患外感，诸医杂治十余日，疾益剧。延余治疗，至则医士三人已先在座。

病者自云肚腹硬痛，手不可按，傍晚身微热，汗出手足较甚，小便黄，大便不利，粒米不入口已三日矣。审视舌色鲜红，苔黄不甚燥，脉沉实搏指，取阅前所服方，多杂乱无章。已而主人启他室引入，命纸笔请为立案疏方，并告以外间三医，皆已照办。余以病者之兄曾有一日之雅，笑问曰："主人今日实系考试医生，否则何必如此？余为人治疾，非畏考试者，但试卷甲、乙，凭谁评定？"主人曰："我非知医者，拟候各方案成立后，比较有相同者用之，暗取占三从二之义，否则质之神明，未识先生以为然否？"余曰："前说揆之理想则是，按之事实则非。盖时下医士程度卑陋，率以搔不着痒、无关责任之套方自欺欺人，即有同者，难免不蹈此弊。不如将所定三方及案交余一阅，可立为评定，有反唇相稽者，请为代表面论。"主人称善，暂请先生拟定方案，照行未晚。余即取纸笔立案，并疏大承气汤方授之。主人果出三医方案请评。阅之义各有取，然率系通套俗方，与症无涉。遂另纸逐一评判，交主人传示三医，皆无一言，相继辞去。余亦告辞。

阅日复延诊，余意其服方有效也。继知余去后，主人究疑药峻，另用他医方，益剧。病者亦深怨家人不用余方，具以告。乃就大承气原方增加分量，约以连进两服，大便当行，万一不行则宜再进，切勿疑畏而去。

阅二日，仍延诊，则云昨晚药服完二剂，下黑粪甚多，今晨进稀粥少许，各症十愈七八。为改用大柴胡减轻大黄，又两剂黑粪始尽，病如失。

其家有西席（家庭教师）尝阅医书，谓："前三医方，似尚平稳，服之是否妨碍？"答曰："药不对证，无论何方皆能误人。况病已抵沉重，生死关头，稍纵即逝，故庸医耽搁时日亦是杀人。"（《邂园医案》）

按： 此症"诸医杂治十余日，疾益剧"，病家先请三位医生，又请来萧琢如，让各医书写脉案，"比较有相同者用之，暗取占三从二之义，否则质之神明"，也算无奈之举。萧琢如逐一评判三医之药，"率系通套俗方，与症无涉。"坚持用攻下之法，胸有定见，服之捷效。

7. 中风便秘先下之

商人穆某，吾介东乡人也。在京为号中司事（即商号中之管事者）。体素肥胖，又兼不节饮食。夏有友人招饮，酒后出饭肆，卒然昏噤，口不能言，四肢不能运动，胸腹满闭，命在旦夕，车载而归。其契友南方人，颇知医，以为瘫也，用续命汤治之，数日无效。

乃转托其同事延余视之，诊其六脉缓大，惟右关坚欲搏指。问其症，则不食、不便、不言数日矣。时指其腹，作反侧之状。余曰："瘫则瘫矣，然邪风中腑，非续命汤所能疗，必先用三化汤下之，然后可疗，盖有余症也。"南医意不谓然，曰："下之亦恐不动。"余曰："下之不动，当不业此。"因立进三化汤，留南医共守之。一饭之际，病者欲起，肠中辘辘，大解秽物数次，腹小而气定，声亦出矣。惟舌根蹇涩，语不甚可辨，伏枕视余，叩头求命。因问南医曰："何如？"南医面赤如丹，转瞬间鼠窜而去。因命再服二剂，神气益清。用龟尿点其舌，言亦渐出。（《醉花窗医案》）

按：此症中风，王氏认为，"瘫则瘫矣，然邪风中腑非续命汤所能疗，必先用三化汤下之，然后可疗，盖有余症也。"确有见识。三化汤出于《素问病机气宜保命集》："中风外有六经之形证，先以加减续命汤，随证治之。内有便溺之阻格，复以三化汤主之：厚朴大黄枳实羌活各等分，上剉如麻豆大，每服三两，水三升。煎至一升半，终日服之，以微利为度。"

8. 通因通用治久利

（1）嘉定花业巨擘高某，年六十余岁，久泻不止，百药罔效，诸医皆束手无策。予因其脉右关沉滑且实，即用大承气汤，一剂泻减，二剂泻愈。

或问曰："年高之人，久泄不止，其元气之虚不言可知。兹再不顾元气，而用此大攻大泻之药，岂非速其危乎？"予曰："如识病不确，而用此通因通用之法，固甚危殆。惟因右关脉沉滑且实，已决其宿积阻滞于肠胃，若不用此大攻大泻之药而去其宿积，泄泻永无止期。以其宿积阻滞于肠胃之间，中下二焦之气机窒碍，失其泌别清浊之权耳。"又问曰："食积不化，只有大便秘结。既已泄泻，安有宿积？"曰："此积系积在肠胃幽坳之处，如行潦之有淤积，积在曲折之处。若无洪水急流，何能一泻而尽？予用此大攻大泻之药者，即此意也。惟此系治热积之法，若系寒积，则关脉必弦滑而缓，须改用保和丸作汤，加吞巴豆霜七厘以泻之。倘药性过猛而泻不止，饮冷即止。"

予用此二法，治愈泄泻及痢疾者已属不少。惟须辨脉之确，认病之真，庶不致误。(《治病法轨》)

按：本案"久泻不止，百药罔效"，且又高龄患者，用此攻泻之药，确实不无疑惑。但王氏以其右关脉沉滑且实，"决其宿积阻滞于肠胃，若不用此大攻大泻之药而去其宿积，泄泻永无止期"，确有见地。用大承气汤，一剂泻减，二剂泻愈，疗效也证明辨治正确。

（2）同乡张七兄名守秩，其夫人患痢疾，屡治不效。托其戚梁某转邀余视之，则年五十余，人甚枯瘦。诊其脉，浮数特甚。问发热否？曰，热甚。问，渴否？曰，渴甚。余曰，若然，则腹必胀痛也。曰，然。乃告张曰，外似虚，却是实证，非下之不可。张不然其说，曰，体素虚，况痢则愈虚，再下之恐不相宜，万一病不可补，微利之可乎？余告以利之无益，若再迟数日，恐内蕴攻胃成噤口也。张不得已，嘱余开方。余以大承气汤进。

归经数日，又请往视，余曰，此病当大效，何迟迟至是。问来人，则前方恐过峻，减去芒硝故也。乃告其来人曰：归语张某，不服芒硝，勿望余治也。来人归以实告，张勉强加芒硝服之，越半时腹中如坠，暴下如血块数次，病者气乏而卧，痢亦止矣。遂服芍药汤，半月而安。(《醉花窗医案》)

9. 产后实证用攻法

（1）同乡高长顺之女，产后六七日，体健能食，无病，忽觉胃纳反佳，食肉甚多。数日后，日晡觉身热烦躁，中夜略瘥，次日又如是。延恽医诊，断为阴亏阳越，投药五六剂不效。改请同乡朱医，谓此乃桂枝汤证，如何可用养阴药？即予轻剂桂枝汤，内有桂枝五分，白芍一钱。二十日许，病益剧，乃延余诊。

知其产后恶露不多，腹胀，予桃核承气汤，次日稍愈。但仍发热，脉大，乃疑《金匮》有产后大承气汤条，得毋指此证乎？即予之：生大黄五钱，枳实三钱，芒硝三钱，厚朴二钱。方成，病家不敢服，请示于恽医。恽曰：不可服。病家迟疑，长顺主与服。服后，当夜不下，次早方下一次，干燥而黑。午时又来请诊，谓热已退，但觉腹中胀，脉仍洪大，嘱仍服原方。实则依余意当加重大黄，以病家胆小，姑从轻。次日，大下五六次，得溏薄之黑粪，粪后得水，能起坐，调理而愈。

原按：独怪近世医家遇虚羸之体，虽大实之证不敢径用攻剂。不知胃实不去，热势日增，及其危笃而始议攻下，惜其见机不早耳。

产后宜温之说，举世相传，牢不可破。而生化汤一方几视为金科玉律，何怪遇大实大热之证而束手无策也。大凡治一病，必有一病之主药，要当随时酌定，不可有先入之见。甚有同一病证而壮实虚羸之体不当同治者，此尤不可不慎也。（《经方实验录》）

（2）古人谓产前责实，产后责虚，殊未尽然。王氏妇年二十，产后四、五日，患外感，寒热往来，余以小柴胡汤二剂愈之。厥后七、八日，疾复作，他医进四物汤加味益剧。复求示方，脉之沉实，日晡发热，烦躁，谵语，大便难，腹痛拒按，疏方用大承气汤。

病家疑之，仍请前医就商，入门寒暄数语，即曰："产后大抵多虚，先生所示大承气汤，毋乃太峻？"余曰："有此症则用此方，试取仲景《金匮》阅之便知。"其人曰："古方难以今用，如《本草医方合编》，读之熟矣，他非所知。"余曰："若此，则君应早治愈矣，奚待今日？"其人语塞，逡巡退去。余亦向主人告辞，主人不可，余曰："既疑余方，留之何益？"主人曰："即去购药，请留驾少待何如？"余应之曰：可。顷之，购药者返，时正午，即嘱煎好，计一时服一茶碗，至二时又服一茶碗。迄三时，大便行，甚黑而臭，腹痛减，日晡时但微热，不复谵语矣。余欲告辞，不可，又以善后方是否再用大黄，殊难预定，乃强留一宿。次晨，见脉症已十愈八九，乃用大柴胡去大黄，加当归、生地、桃仁，二剂，平复如初。窃谓汪氏自言非知医者，合编之作，开后人简便之门途，实酿成医学浅陋之陷阱，读书未成之辈，喜其浅近，奉为圭臬。可慨矣！（《邃园医案》）

（3）秦英，36岁。产后小腹隐痛，它无所苦，循俗食鸡吃酒以滋养。不三日，腹乍剧痛，有块拒按，医遵产后宜补不宜攻之说，以当归建中汤温补之，痛益甚。易医虽能认证，又不欲专攻逐，治以攻补两施，用生化汤痛不稍减。

迎吾诊之，切脉沉而数，腹胀痛，小腹有块，舌苔黄，不思食，大便下稀黄水，小便短黄等候。患者且曰："先日瘀止则腹痛。"以是知病由伤食而腹隐痛，后则瘀止而腹大痛，又以温补之故，瘀食胶结，久从热化，利于寒逐而不利于温下，讵可以产后畏攻而鼠首偾事乎？决然书予桃仁承气汤攻下之，一则清其积热，一则祛其瘀滞。连服二大剂，便血杂下，腹遂不痛，黄苔退，略思饮食，但腹块仍在。是时内热清而瘀未尽，不宜清逐，又宜温攻，且病久脉弱，微现虚象，改进生化汤加益母草、三棱、土鳖，酒水各半煎，另三七磨汁兑服，五剂瘀块消除。（《治验回忆录》）

（4）清宣统年间，杨氏妇，产后两足痛如桂刺，跬步不能行。友人为挽余诊，询知痛处微热，手不可按，自产后十日得疾，已一

月矣，遍治不效。脉之弦数，舌苔黄，疏方用桃核承气汤，以肉桂易桂枝，三剂，大便下黑粪而瘥。(《遁园医案》)

10. 一味大黄治痰喘

沪上名医徐小圃曾为一位富翁治胸闷痰喘之症，处方为大黄半斤，数次分服，患者且疑且惧，但服后爽然而愈，遂请教于徐小圃："众医屡用不效，先生一味奇功，何秘也？"徐答曰："君素食膏粱厚味，热痰壅塞，大黄性清下，味香辛，独行则力猛功专，疏塞清秽，何秘之有？"

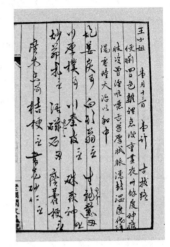

徐小圃处方手迹

11. 咳嗽改用承气汤

吕某，男，9岁。家长求治，患儿夜间咳嗽3天，时吐白痰，乃至夜不能寐。郭博信主任以宣肺化痰止咳为治，止嗽散加味：紫菀10g，百部15g，橘红6g，白前10g，前胡10g，茯苓15g，苏子5g，桔梗10g，甘草10g。

次日带患儿来诊，述药后咳嗽反而加重，遂细诊之：咳嗽只是夜间不停地咳嗽，痰黏不易略出，喉干暗哑，手足心热，面通红。家长说，小儿前两天特别能吃，每天拉稀2～3次，腹部胀痛。诊脉滑数，乃悟此属实热蕴结大肠腑实证，所谓拉稀者，系"热结旁流"也。遂改用大承气汤加味：大黄10g（单包，后下），枳实10g，川朴10g，芒硝10g（单包，后下），元参10g，麦冬10g，连翘6g，青果6g，甘草6g。药进一剂，大便排出球状物，咳上痰清。（郭博

信《中医是无形的科学》)

按：此案咳嗽，用止嗽散反而加重，据脉滑数，腹部胀痛等，判为大肠腑实证，抓住疾病本质，抛开咳嗽见症，改用大承气汤，釜底抽薪，竟然一剂即效，确显见识。

12. 温脾汤治寒积腹痛

（1）书店徒某，因冒风远行患寒疾，医治少瘥，一日变脐腹绞痛，呼号震屋瓦，手摩米熨，不为少减。冷汗不止，手足痹软，大小便俱不通畅。临诊，舌苔厚白而暗，脉之沉紧，即呼主人告之曰："此寒积也，非寻常药饵所能治，今虽有妙方，恐不见信，若令他医见之，必妄加罪名，奈何？"主人曰："但求先生主一方，无论何药，即当照服，亦断不令他医阅也。"

余曰："吾非如走江湖一流人，无端张大其辞以骇病家，且或借以希图重谢，不过以药方为世俗所罕见，庸陋医士必诧为杂乱无章，病家不察，疑信参半，必不敢如法守服，或减轻分量，仅与少许，则药不敌病，自然无效。届时群疑众谤，因之蜂起，肺腑非能言之物，谁与辨白？"今主人既表示决心，可命纸笔立方，即疏《本事》温脾汤与之，令其连服二帖。阅二日，病者踵门谢道，并求善后方，与理中加附子而痊。(《邂园医案》)

按：此证属寒积腹痛，萧琢如认证准确，知道"非寻常药饵所能治"，采用攻法，难免遭庸陋医士群疑众谤，故先与病家言明，也是谨慎之道。以下二案亦是温脾汤治疗寒积腹痛之证，

（2）福建闽侯陈君之内政，每月事将行时，必腹中痛，大便下白脓。诊之，脉弦迟。曰："此内有积寒，当以温药下之。"疏方用温脾汤，后见陈君云："经期已过即愈，前方尚未进服。"余心知其疑畏

也，笑而额之。

数月后又延诊，云旧病曾请某医举方，屡治未效。余曰："方犹前也，毋庸疑阻。"嘱以一剂不应，必连二剂或三剂。不料其内政仍心怀疑畏，每日止进一杯。越二日，又延诊。余曰："药虽对证，日服一杯，药不敌病，乌能有效？自后务必连服数杯，药乃接续有力，以大便下尽黑粪或白脓为度。"始照法服之，下黑粪甚多而愈。以后月事如常，旧恙不复作矣。(《遯园医案》)

（3）袁君，性谨愿，生平笃于自信，尝以体素羸弱，非补品不敢沾唇。仲秋时节陡患泄泻，日数十行，继以红白，腹胀痛不可忍。适余偶过访，即挽之主方。脉之弦紧，舌苔白而湿滑。即疏胃苓汤加味，嘱其连服两剂。袁君疑药之克伐，仅煎进一杯，即用他医方，药愈乱，疾益剧。

乃延谷某治之，用大剂滋补品，三日势转危急，粒米不入，体亦疲困，卧床不起。举家惊慌绝望，为具后事。又三日，疾如故，其侄请往视之。余曰："令叔之恙，前此开方时，已剀切言之，若听余言，必不至此。今孱弱之躯，药误几遍，阅时又久，恐无及矣。"诊之，脉仍露弦紧状，舌苔湿暗，自言腹中胀痛，并述前药屡误，语言间不相接续。余一一佯诺，就榻前立方示之。退就他室谓其侄曰："脉有生气，疾诚可治，奈令叔本不知医而性颇执，榻前之方乃一时权宜，不欲逆病者意耳。人心为君主之官，心之所至，药气每随之而行，一逆其意，药虽对证，必缘思想而弊端丛生。此事主权全在君身，余另有真方授服，但不可令病者知耳。"

袁君唯唯称善。即疏温脾汤以祛积寒，三服，痛胀顿减，稍进糜粥。嗣后或用胃苓合左金加党参，或用补中益气合左金，渐次向愈。(《遯园医案》)

按：以上两案亦是温脾汤治疗寒积腹痛之证，两案症情虽不同，但用攻法均遭到病家置疑而受阻。由于投用它法不效，无奈服用温脾汤，结果俱收捷效，说明攻法是不可替代的。

13. 攻补兼施治鼓胀

浮桥南新桥蒋少卿，年四十左右，患单腹鼓，百药不效，卧床不起者已一月余矣。饮食不进，气息奄奄，诸医以为不治矣。因其戚黄瑞林曾患同样之症，经予治愈，由是而介绍之。

见其腹胀大无伦，皮几欲裂，大小便均秘。其脉左微细欲绝，右关沉滑，知其宿积窒塞于胃中，中焦之气机停滞，而膀胱之气化亦绝，殊为危险。即用土郁夺之，水郁泄之法，以大承气汤同附桂八味汤、枳术丸等，掺和而用之。服之一剂而大小便即通，腹胀亦去其半。再诊其脉，右已平，左仍虚细。乃单用附桂八味汤，服之七八剂而胀即退尽。此症危险已极，而用一补一泻之法，竟起死回生。若非识病真确，用药奇特，焉得而挽救哉？（《治病法轨》）

按：本案单腹鼓即中医所说"鼓胀"，属内科"风痨鼓膈"四大绝症之一，颇为难治。王氏以"其脉左微细欲绝，右关沉滑，知其宿积窒塞于胃中，中焦之气机停滞，而膀胱之气化亦绝"，采用一补一泻之法，竟能起死回生，启人思路。

14. 丹药中毒大黄解

周某，患痔，服术家彭某丹药，口破流血，驯至头面牙龈、上下唇皆肿，舌亦硬痛不能言，僵卧床褥，涎沫从口角奔流，米饮不入已两日矣。其父年七十，迫彭某设法解救，前后数方不应，子夜挽余诊治。余就床头告以今晚暂用绿豆煎汤，净黄泥澄清水兑入，冷服，候明日再为更方可也。

至明日往视人室，涎流满地，臭不可闻，问之不能答，即出就外室。彭某突前揖曰："晚生因治病不合，受困此间，敢请垂慈解救。"余曰："汝何人？"周具以告。余曰："汝为人治病所用之丸，大抵红升、三仙之类，既不知药性，又不知救误方法，鲁莽施用，以人命为儿戏，正当引咎自责，毋得哓哓，日后宜格外慎重。"即嘱病家立予开释，其人再三称谢而去。乃命纸笔，为疏大黄黄连泻心汤，照古法以麻沸汤渍之，进二服而痊。（《邅园医案》）

按：萧琢如另用本方治一例"下疳"之毒，亦颇可取：彭某，患下疳，溃烂不堪，跬步难移，值外科以丸药予之，保三日即愈，比索谢金而去。迨次日药后，咳嗽吐血，口破流血，牙龈唇舌皆肿，臭涎如泉涌出，米饮不入，自分死矣。延余过诊，脉之洪数，授大黄黄连泻心汤，以大便亦结，令其煎服，三剂，平复如初。

15. 大黄分治两皇帝

大同十一年（545），梁武帝因病发热，寝食不安。朝中群医竟相献方，武帝听从某御医诊断，欲服大黄泻热。姚僧垣诊脉后，力主不可："至尊年已八十，脏腑皆虚。虽有积热不可轻用峻快之药，恐怕伤及正气。"武帝自恃知医，不以为然。姚又说："依臣之见，至尊之疾只宜缓图，万万不可轻投峻下之剂。"武帝不悦，诏令退下。当天夜里，姚僧垣被急招入宫救驾。原来，武帝服用大黄后，热势不退，反致昏瞀，心悸气短，卧床不起。姚以温和之法，平补之药，恢复脾胃正气。连进数剂，梁武帝方才恢复健康，不得不钦佩姚的医术。

梁元帝即位后，授给姚僧垣咨议参军之职。一次，元帝腹中痞满，胀痛不舒，不思饮食，召诸医讨论治法。群医皆以武帝服大黄而致病重为戒，力主不可轻言泻下，宜平缓之药渐渐宣通。姚力排众医之说："脉象洪大而实，应指有力，加之膳食不进，胃脘痞满，此是腹中宿食不化所致。非用大黄荡涤攻下、推陈致新不可。"梁元帝听从姚僧垣的话，服药后果然大下宿食，痞满腹胀顿时消失。

按：大黄救人有功，关键是辨证论治，当用时要敢用，不当用时别孟浪。

十八、能用毒药者方为良医

唐太宗的一位妃子得病，宫中太医轮番诊治仍不见起色。太宗遂张榜招贤，征招天下名医为妃子治病。孙思邈应征入宫，开方后众太医不禁咋舌，启奏皇上："孙思邈所下之药毒性与剂量都很大，恐怕会把贵妃毒死。"太宗召来孙思邈问曰："为何下那么大的毒性药物？"孙答曰："是药三分毒，只是毒性大小不同而已。用药贵在准，准则治病，不准则治命。"太宗信然，命妃子进药，果然三剂而病除。龙颜大悦，问孙思邈："宫中太医众多，都没治好，难道医术都不如卿？"孙答道："他们都负盛名，生怕坏了自己名声，所以看病只想着不出事，用的都是些治不好也吃不坏的药，就像吃果子一样，怎么能治好病呢？""果子医"典故由此传开。

按清王三尊也说过"果子药"之害："吾观今之医人，见解不透，恐瞑眩之剂用之不当，立刻取咎，姑取中平药数十种，俗号为'果子药'，加以世法滥竽众医之中，病之浅而将退者，适凑其效，不知此病不服药亦瘥。若病之深者，适足养虎贻患也。"（《医权初编》）显然，这种只会用"果子药"的医家与擅用峻药者相比，自有高下之分。

黎庇留说，"症有轻浅沉痼之殊，方亦有平易险峻之异。"轻浅之症当用平和之药，无须峻重之剂。徐灵胎因此有"病深非浅药能治论"："天下有治法不误而始终无效者，此乃病气深痼，非泛然之方药所能愈也。……不知此病，非一二寻常之方所能愈也。……若徒执数首通治之方，屡试不效，其计遂穷，未有不误者也。"（《医学源流论》）

所谓峻药,含义有二:一者毒性大者,《内经》所谓"大毒之药",或称为"虎狼药"者,如甘遂、大戟、芫花之属;二者药性偏峻,可称为"霸道"者,寒如石膏,热如附子,攻如大黄,辛如麻黄等。无疑,两者都属于攻邪之药。

　　擅用峻药攻邪者方是医林高手。陈修园说:"以毒药攻邪是回生妙手,后人立补等法是模棱巧术。""工师断木,尚取斧斤之利者,于用药则取其钝而舍其利,何哉?以此知不敢用猛烈之药,皆不深脉理,不明病情者也。"(《上池杂说》)杨华亭则言:"唯能用毒药者,方为良医。"范文甫所谓"不杀人不足为名医"——不善用峻烈药者,不足以成名医。

　　民间有"翰林院文章,太医院药方"的说法,意思说翰林院的文章和太医院的药方都很平庸。但陈可冀院士在披阅清宫医案后发现,太医们崇尚实效,虽帝后至尊之体,峻猛毒剧、大寒大热之药如大黄、附子均投用不忌,并非人们想象那样一味求稳。

　　面对大病重症,处方只尚平和,讲究所谓"王道",不求有功,但求无过,药轻病重,只会误事。清吴天士说,"有人不知'王道'二字之解,但以药性和平,轻微无力者推为王道。此所谓的王道,医人可不担心,病家也无所疑畏,旁人亦无可指责,但却是病人之鬼道,为医者实当痛戒!"

　　历史上许多名医既有见识,又有胆略,在大症重症之际,敢于投用峻剂,救下许多病人,显出手眼过人之处,下面试举案例证明之。

1. 大陷胸汤治案三则

（1）沈家湾陈姓孩，年十四，独生子，其母爱逾掌珠。一日忽得病，邀余出诊。脉洪大，大热，口干，自汗，右足不得伸屈。病属阳明，然口虽渴，终日不欲饮水，胸部如塞，按之似痛，不胀不硬，又类悬饮内痛。大便五日未通，上湿下燥，于此可见。且太阳之湿内入胸膈，与阳明内热同病。不攻其湿痰，燥热焉除？于是书大陷胸汤与之：制甘遂一钱五分，大黄三钱，芒硝二钱。

返寓后心殊不安。盖以孩提娇嫩之躯，而予猛烈锐利之剂，倘体不胜任则咎将谁归？且《伤寒论》中之大陷胸汤证，必心下痞鞕而自痛，其甚者或有从心下至少腹鞕满而痛不可近为定例。今此证并未见痞鞕，不过闷极而塞，事后追思，深悔孟浪。

至翌日黎明，即亲往询问。其母曰，服后大便畅通，燥屎与痰涎先后俱下，今已安适矣。其余诸恙，均各霍然。乃复书一清热之方以肃余邪。嗣后余屡用此方治胸膈有湿痰，肠胃有热结之证，上下双解，辄收奇效。（《经方实验录》）

佐景按：吾师自治本案用大陷胸汤得效，其后屡屡用之，率奏奇功。余尝亲见师家一房客，母女三人患病相似，师疏大陷胸汤与之，令三人合饮，次日均瘳。

（2）袁某，南京人，年四十四，以卖面为业。体素健，今年六月间忽病，缠绵床第者达一月之久，更医已屡，迄未得效。胸闷异常，不能食，两旬不得大便，一身肌肉尽削，神疲不能起床。半月前胯间又起跨马疽，红肿疼痛，不能转侧，至是有如千斤重量负系其间。自问病笃，无可为已。

邀师（曹颖甫）诊，按脉察证，曰：此易耳。不能食者，湿痰阻于上膈也；不大便者，燥矢结于大肠也。湿痰阻于上者，我有甘遂以逐之；燥矢结于下者，我有硝黄以扫之。一剂之后，大功可期，勿虑也。故师径用大陷胸汤：生川军五钱后入，制甘遂二钱先煎，元明粉三钱冲。嘱服初煎一次已足。

袁某知为剧药，必难下咽。因俟药汁稍凉，欲一口而尽饮之。但药汁气味过烈，勉啜二口，辄不能续进，余其小半而罢。服后，呕出浓痰，且觉药力直趋腹部，振荡有声，腹痛随作，欲大便者三四次，卒无所下。至夜三鼓，腹痛更剧，乃下燥矢五六枚，随以溏粪。

翌早一觉醒来方入妙境。向之胸闷如窒者，今则渐趋清明；昨之腹痛如绞者，今则忽转敉平。而胯间之疽亦崩溃而脓出，重痛大除，盖内证愈而外疽无所附丽也。于是思食，能进粥一碗，喜悦之情无以复加，盖其与粥饭绝缘者已一月有余，不意得重逢时也。后溃疽由西医调治十日，即告收功，不劳吾师之再诊矣。

夫大陷胸汤号称峻剂，世人罕用之，而吾师则能运之若反掌，抑亦何哉？曰：此乃四十年临诊之功，非初学者所可得而几也。（《经方实验录》）

原按：太阳之传阳明也，上湿而下燥。燥热上熏，上膈津液悉化黏痰。承气汤能除下燥，不能去上膈之痰。故有按之不硬之结胸，惟大陷胸汤为能彻上下而除之。

世人读仲景书，但知太阳误下成结胸，乃有大陷胸汤证，而不知未经误下，实亦有结胸一证，而宜大陷胸汤者。夫伤寒六七日，热实，脉沉紧，心下痛，按之石硬；及伤寒十余日，热结在里，无大热，此为水结在胸胁。二条皆示人以未经误下之结胸，读者自不察耳。

（3）范某，女，22岁，农民。两岁时开始腹胀，其后发展到全身皆肿，肌肉变硬。下阴常流黄水，臭味异常。十多年来，病魔缠身，其父为之四处求医，未见显效。1969年8月，前来就诊：腹胀如鼓，胸胁满闷，皮色苍黄；全身肌肤胀硬。大便常秘结，所下如羊粪，已四日未行；下阴不断渗出臭黄水。舌质深红，苔黄燥，脉沉实有力。此为阳明腑证兼水热互结。法宜峻下热结，兼逐积水，以大承气并大陷胸汤加味主之：生大黄18g，厚朴30g，枳实30g，芒硝30g，甘遂1.5g（冲服），芫花1.5g（冲服），桑皮60g。

先服一剂，泻下燥屎十余枚，并臭秽黄水甚多，腹部硬胀消失大半。续服一剂，胸腹肿胀皆消，全身肌肤变软，下阴外渗之黄水亦止。因自觉病势顿减，加以客居成都，经济困难，遂停药回家。不久邻友来告，已康复如常。1979年7月追访，病愈结婚，并生一子。十年来身体一直很好。（《范中林六经辨证医案选》）

原按：患者虽病程颇长，因正值青春，素体阳旺。胸腹胀满，皮色苍黄，大便秘结，舌红苔燥，脉沉实有力，显然属阳、属热、属里、属实，正所谓"大实有羸状"。再观之大便硬结如羊屎，几日未行，应为阳明腑实，痞满燥实俱备无疑。然此证又现全身肌肤肿胀，从心下连及少腹，胀满尤甚，同时下阴流黄水而恶臭，皆为热结水积之象，即燥热结胸之证。由此形成阳明腑实为主，太阳结胸相兼，邪实病深，错综复杂之局面。热结须峻下，积水宜攻逐，病重不可药轻。因此，大承气与大陷胸汇成一方，大剂猛攻之，取其斩关夺隘之力。

臌胀系内科之重证。论治之关键，首在辨其虚实。一般而言，臌胀初起，气实病实，宜峻剂攻逐；若久病脏气日虚，则不宜峻消其胀。本例患者，虽病久而形瘦弱，但邪实而阳旺，故不可按久病多虚之常规论治。

按：范中林为火神派名家，以擅用附子著称，然而对阳证、实证亦颇擅长，观本案阳明腑实为主，太阳结胸相兼，邪实病深，病重不可药轻，以大承气与大陷胸汇成一方，大剂猛攻之，颇显功底。

原方中，系用甘遂15g（冲服），芫花15g（冲服），用量过重，疑为笔误，为安全起见，编者根据常规用量，改为甘遂1.5g（冲服），芫花1.5g（冲服），留待高明指正。

（4）钟某，男，45岁。有胃痛病史。月余前曾感受风寒，自觉身不适。面部及全身浮肿，皮肤明显变黄。胃脘及胸胁胀痛，大便秘结，曾按胃痛治疗，病势不减。1960年10月来诊：胸胁及胃脘疼痛，胸脘之间，触之微硬而痛甚，胸部如塞，呼吸不利，口渴不欲多饮，大便已三日未行。舌质红，苔白黄腻。此为太阳阳明证结胸，法宜泄热逐水，破结通腑，以大陷胸汤主之：大黄3g，芒硝3g，甘遂3g（冲服），一剂，日分三服，得快利，止后服。

二诊：服二次，得微利；三次后，得快利。胸胁及胃脘胀痛顿减，浮肿及余证明显好转。遂停服上方，少进清热、化湿之品，以善其后。约半月病愈。(《范中林六经辨证医案选》)

2. 十枣汤治案六则

（1）宋妻，年已望五，素病胸膈胀痛，或五六日不得大解，夜睡初醒则咽燥舌干。医家或以为浮火，或指为肝气，花粉、连翘、玉竹、麦冬、山栀之属，多至三十余剂。沉香、青皮、木香、白芍之属，亦不下十余方。二年以来迄无小效。去年四月，延余诊治。

诊其脉双弦，曰：此痰饮也。因用细辛、干姜等，以符温药和之之义。宋见方甚为迟疑，曰："前医用清润之品，尚不免咽中干燥，况于温药？"余曰："服此当反不渴。"宋口应而心疑之。其妻毅然购药，一剂而渴止，惟胸膈胀痛如故，余因思《金匮》悬饮内痛者用十枣汤下之，遂书：制甘遂一钱，大戟一钱，炙芫花一钱。用十枣浓煎为汤，去滓令服，每服一钱。医家郑仰山与之同居，见方力阻，不听，令减半服之，不下。明日复诊，知其未下，因令再进一钱，日晡始下。胸膈稍宽，然大便干燥，蓄痰未下。因令加芒硝三钱，使于明早如法服之。三日后复诊，知其下甚畅，粪中多痰涎。遂令暂行停药，日饮糜粥以养之。此时病者眠食安适，步履轻捷。(《经方实验录》)

原按：十枣汤一方，医家多畏其猛峻，然余用之屡效，今存此案，非惟表经方之功，亦以启世俗之蔽也。

（2）茜泾西门外徐某，年三十余岁。始患咳嗽，继则吐血，百药无效，卧床不起者已将一载，召予诊之。

见其形肉削尽，犹幸胃口尚佳，精神不甚委顿。切其脉右寸关沉弦。知系支饮伏于胸膈间，水气射肺而致此咳嗽。咳久伤肺，故见血也。忆及仲景有支饮家，咳烦胸中痛者，不猝死，至一百日或一岁，宜十枣汤治之。此症适合仲景之法，药虽猛厉，然不服此永无获愈之日。倘再姑息，命将不保。不如乘此胃气未败，元气未离之时，速用此驱逐支饮最猛厉剂之为愈也。

因即用甘遂、大戟（俱面裹煨）、芫花（醋炒）各五分，共研末，再用大枣十枚煎浓汤，在平旦时服之。追泻后接服桂附八味丸四钱，一日三次，日日照服，使其余饮从小便而出，且可使脾胃强健而饮邪自化。如果咳嗽不愈，嘱其隔五日再照前法服此药末五分。谁知一服即愈，不须再服矣。(《治病法轨》)

（3）刘河东市稍胡冬生之妻，年约三十左右。胸间如有一大冰块，吸气人口，即行战栗。诸医用极热药无效，求治于予。

其脉沉弦，即知为悬饮也。与十枣汤服之，一泻而愈。又用苓桂术甘汤，嘱其服十剂，为善后之计。后果永不复发。(《治病法轨》)

（4）罗妇，原有胸痛宿疾，一年数发，发则呼号不绝，惨不忍闻。今秋发尤剧，几不欲生。医作胸痹治，投瓜蒌薤白枳实厚朴半夏汤及木防己汤多剂皆不效，因迎余治。

按脉弦滑，胸胃走痛，手不可近，吐后则稍减，已而复作，口不渴，小便少。但痛止则能食，肠胃殊无病。证似大陷胸而实非，乃系痰饮之属，前药不效或病重药轻之故欤？其脉弦滑，按与《金匮》痰饮篇中偏弦及细滑之言合，明是水饮结胸作痛，十枣汤为其的对之方，不可畏而不用，因书：甘遂、大戟、芫花各五分研末，用大枣十枚煎汤一次冲服。无何，肠鸣下迫，大泻数次，尽属痰水，痛遂止，续以六君子汤调理。(《治验回忆录》)

（5）昔在武昌，从吾师游，偶见一人，以手按心而痛，汗如雨下，痛不可忍。吾师曰："此必酒病也。"以十枣煮水，调甘遂、大戟、芫花末药三分与服，限一时许，下恶水数升，而病去如失。

余曰："愿闻吾师明论。"师曰："酒一入胃，渍则成饮，浊则成痰，酒停不散之故；入肺则塞窍喘咳；入心则心痛，怔忡为噎；入肝则胁痛，小腹满痛；入胆则呕苦汁，目昧不开；入脾则胀肿，吞酸健忘；入肾则背恶寒，腰痛尿涩，赤白浊下；入胃则呕吐，呕血，血痢，或胃脘痛。有诸证疾，种种难名，不亟治之，养虎为患。只须一剂，根株悉拔。否，再服一剂必愈。"慧拜聆后，修合此药，施治数十年，活人多矣。

《三因方》以前药末枣肉为丸，治水气喘急、浮肿，盖善变通者

也。(《齐氏医案》)

（6）马二琴，辽沈地区"四大名医"之一，曾任张作霖帅府保健顾问，药店门前自书楹联：十年读书十年临证；存心济人存心济世。曾治一手背高肿病人，屡治乏效。恰逢两位医友来访，于是共同商

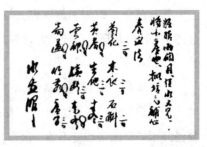

马二琴处方

治。一位医友认为应当活血化瘀，另一位则主张清热解毒。马二琴说道："肿而不红，按之凹陷，为积水无疑。屡用化瘀之药不消，既未驱水，其水愈甚。宜用峻猛之药，不可养痈遗患。"毅然投以十枣汤，药到病除。(《岐黄用意——巧治疑难杂症》)

3. 控涎丹治案六则

（1）有黄松涛者，其母年七旬许，素有痰饮宿疾，数年未发，体甚健。某秋，忽咳嗽大作，浊痰稠黏，痛牵胸胁，夜不能卧，卧则咳吐，胀痛更甚，前所未见。病发三日，乃延余诊，其脉弦数，气急促，大便三日未行，力惫声嘶，喘不能续，证已危险。余乃告曰，此属痰饮重证，势将脱，君不急救，再延片刻无能为矣。于是急取控涎丹一钱五分，以开水冲元明粉三钱吞送。不久，咳减，气急稍定。至晚，大便下，作黑色，能安眠达旦，诸恙尽失。于是始知控涎丹系十枣汤变其体制，用以备急者也。(《经方实验录》)

（2）刘河西市稍柏仁卿，年四十余岁，患瘫痪症，四肢酸痛，不易活动，且又咳嗽气急。予诊其右关脉沉弦，知其痰饮伏于中焦，清阳之气不能实于四肢所致也。用控涎丹五分，嘱其清晨服之。泻

后，再日服附桂八味丸一两，嘱其须服至一斤可止。谁知一服控涎丹而其病如扫，竟不服附桂八味丸。后其病又发，仍服附桂八味丸一斤而除根。（《治病法轨》）

（3）刘河寿庵毛仲良，年二十余岁，患胸膈胀满，咽喉梗塞，食不下咽，水浆亦入口即吐，经治数医无效。

予诊其脉，右寸关沉弦，知为悬饮阻于胸膈间之候也。用二陈汤加生姜汁，并吞控涎丹七分，一泻而愈。照此法治愈此种病者，约有数百人。惟必须右手脉沉弦者，用之无不应验如神。（《治病法轨》）

（4）苏州易某，以贩卖寄寓长沙。一日负货踵门，货售毕请曰：患病已一年，人莫之识，医药屡更，讫无一效。袒而示之背，云内有肉约一拳大，觉冷如冰，视之略无异形，按之不痛。余沉吟久之，意其必系寒痰凝结所致。《金匮》云"心下有留饮，其人背冷如掌大"是也。脉之弦，舌苔白滑。脉症相合，即以控涎丹与之，下痰涎极多而瘳。（《遯园医案》）

（5）常熟巨商江伯渔之母舅，年五十余岁，患呕吐症。初则食厚味始吐，越十余年，经治数十医，不但无效，而反加剧。甚至每日所食之物，必至晚间吐出方就寝，否则懊憹不得眠。江伯渔乃挈引至沪某医院，用爱克司光镜照之，谓大肠上口有疙瘩一枚，必须割去可愈，病人不从而罢。是晚宿于梅庭坊同益公号内，予适在焉，同益公主人沈益甫乃力荐之。病人自谓苏省名医皆已诊过，均愈治愈甚，故不信中医。况医院谓若欲病愈，必须割去疙瘩，岂有中药能使消去者乎？惟有听死而已，决不再服中药。

沈益甫至予前详述此种病情，予曰：此为痰饮证，经予治愈者，已属不少。沈益甫即照予言述之，始允就诊。诊其脉，右关尺沉弦，是痰饮无疑，即用控涎丹五分与附桂八味丸四钱并服之，是夜即不吐而安寐。次日诊其脉，弦象已去其大半。即遵内经大毒治病，十去其六之义，控涎丹不可再投矣。即用苓桂术甘汤加半夏、生姜汁服十剂，再嘱其并服附桂八味丸二斤，使其命门火足，既可生土，又可化膀胱之气，则土健运而饮邪无容留之处。

从此十余年百药无效之沉疴，竟然药到病除，永不复发。药之对病，其奏效有如是之神速，岂不奇哉！（《治病法轨》）

（6）傅沐初，年壮体强，性豪善饮。患肩臂疼痛，每晚酸麻尤甚，手不能举，自虑风废。吴城诸医，疏风补血，历尝不瘳。余视其声音壮厉，又大便颇坚，知为酒湿内蕴，痰饮流入经隧。原人身卫气昼行于阳，阳主动，动则流，故昼轻；夜行于阴，阴主静，静则凝，故夜重。按此症，实痰阻滞经隧，法当攻刮搜逐，先与控涎丹，继进茯苓丸，旬日，微泻数次而安。（《谢映庐医案》）

附：控涎丹：甘遂 大戟 芥子 等分为末，糊丸，临卧姜汤服。

指迷茯苓丸：茯苓一两 半夏曲二两 枳壳五钱 风化硝一钱五分 姜汁糊丸。

4. 大黄甘遂汤治案二则

（1）河南永发店店伙陈姓者，其妻患产难，二日始生，血下甚少，腹大如鼓，小便甚难，大渴。医以生化汤投之，腹满甚，且四肢头面肿，延予诊视。不呕不利，饮食如常，舌红黄，脉滑有力，断为水与血结在血室。投以大黄甘遂汤，先下黄水，次下血块而愈。

主家初亦疑此方过峻，予曰："小便难知其停水，生产血少知其蓄瘀，不呕不利，饮食如常，脉有力知其正气未虚，故可攻之。若泥胎前责实，产后责虚之说，延迟观望，正气即伤，虽欲攻之不能

矣。"主家坚信之，故而获效。(《集思医案》)

按:《金匮要略》:"妇人少腹满如敦状，小便微难而不渴，生后者，此为水与血俱结在血室也，大黄甘遂汤主之。"

其方组成:大黄四两　甘遂二两　阿胶二两　上三味，以水三升，煮取一升，顿服之，其血当下。

(2) 谭某，三旬孀妇也。子女绕膝，日忙于生计，操劳过度，悒悒于心，以致气血内耗，身体渐羸，月经不行，少腹肿胀，行动则喘促，数月于兹。昨随其叔姊来治，切脉细数而涩，口干不渴，大便燥结，两三日一行，小便黄短，少腹不仅肿胀，有时乍痛，虽闭经已久，尚无块状。

窃思本病关键，首须明悉经闭与肿胀之先后，如肿胀由经闭而起，则以通经为先；如经闭由肿胀所引发，则以利水为宜。细询之下，其为经闭先而肿胀后，乃属于瘀血郁积，而小便又不利则不仅血结亦且水结矣。至于治法，前贤亦有明确指示:"谓先病水而后经闭者，当先治水，水去则经行；先病闭经而后水肿者，先行其瘀，瘀去则肿消。"本证瘀水胶结，同属严重，如逐瘀而不行水，则瘀未必去；祛水而不行瘀，则水未必可行，法当标本兼治，行水与逐瘀并举，因选用《金匮》之大黄甘遂汤、桂苓丸合剂:大黄、阿胶各三钱，甘遂五分(另冲)，桂枝、丹皮各二钱，茯苓四钱，桃仁三钱，加丹参五钱，土鳖钱半。

服后便水甚多，杂有血块。又三剂，水多而血少，腰腹胀减，已不肿，诸证消失。改用归芍异功散调理，无何经行，痛解。又进归脾汤善后，时经一月，遂得康复。(《治验回忆录》)

5. 甘遂半夏汤治胃胀

张女，14岁。前以伤食胀满作痛，服平胃散加山楂、神曲、谷麦芽之类得愈。未期月，胃又胀痛而呕，有上下走痛感觉，但便后可稍减，再服前方则不验，辗转半年未愈。

夏月不远百里来治，曰："胃胀痛，绵绵无休止，间作阵痛，痛则苦不堪言，手不可近。服破血行气药不惟不减，且致不欲食，是可治否？"问曰："痛处有鸣声否？"则曰："有之。"此病既非气血凝滞，亦非食停中焦，而为痰积作痛，即《金匮》之留饮证也。盖其痰饮停于胃而不及于胸胁，则非十枣汤所宜。若从其胃胀痛、利反快而言，又当以甘遂半夏汤主之。是方半夏温胃散痰，甘遂逐水。又恐甘遂药力过峻，佐白蜜、甘草之甘以缓其势，复用芍药之苦以安中。虽甘遂、甘草相反，而实则相激以相成，盖欲其一战而逐尽留饮也。

服后痛转剧，顷而下利数行，痛胀遂减，再剂全瘳。（《治验回忆录》）

按：《金匮要略》："病者脉伏，其人欲自利，利反快，虽利，心下续坚满，此为留饮欲去故也，甘遂半夏汤主之。"其方组成：甘遂（大者）三枚　半夏十二枚（以水一升，煮取半升，去滓）　芍药五枚　甘草如指大一枚（炙）（一本作无）　右四味，以水二升，煮取半升，去滓，以蜜半升和药汁，煎取八合，顿服之。

6. 抵当汤（丸）治案

（1）贫户简某之妻，分娩后腹大如鼓，次日更大。医生以普通之生化汤加减与之，日大一日，腹痛异常。

有以予为荐者，病家鉴于其邻近之产后腹痛肿胀，用温补而愈者多人。以为予好用热药，未敢来请。迨延至五日，其大如瓮，几有欲破之势。且下部气不至而坚硬矣，始延予诊。

审问其产时，胎已先死而血与水点滴未流。予断此为水血相混，腐败成脓如大疮然；热极，气滞而肿也。病毒如此剧烈，非大猛烈之剂不能攻取。深思良久，乃与桃仁承气汤合大陷胸汤与之。服后，下脓血半大桶，其臭不可响迩。腹肿消其九成，所余茶蒌大者，居脐右，仍痛不可耐。予继投寻常攻痛之药，不少动。因谓病家曰："此燕师之下齐七十余城，独即墨负固为牢不可破。故不得不为抵当汤，直捣中坚，一鼓而下。"奈五月盛暑亢旱，村落水蛭颇不易得。寻觅数日，始获四五条，合虻虫如法煎服。计前后三剂中，水蛭用至二十余条，肿势日渐消尽，身体如常矣。

再三年后，此妇又连产二子，由其体质强健故尔。此症使当时稍有因循规避之见，不敢放心放胆，则命不可保矣。(《黎庇留经方医案》)

原按：夫汤名抵当，其用意非如此猛烈，实不足充抵当之任。试观热结膀胱，桃仁承气汤中之桃仁、大黄，足以尽攻破之能事，而乃用炙甘草以缓之，桂枝以行之，盖欲以掊抗其峻利之势者也。又若热入血室，亦血热也，而不用桃仁、大黄等，从可知症有轻浅沉痼之殊，方亦有平易险峻之异。要之认症贵的，则有是症必有是方，而在识力独到者为之，亦只因势利导而已，何奇之有？

（2）常熟鹿苑钱钦伯之妻，经停九月，腹中有块攻痛，自知非孕。医予三棱、莪术多剂，未应。当延陈葆厚先生诊，先生曰："三棱、莪术仅能治血结之初起者，及其已结，则力不胜矣。吾有药能治之。顾药有反响，受者幸勿骂我也。"主人诺。当予抵当丸三钱，开水送下。入夜病者在床上反复爬行，腹痛不堪，果大骂医者不已。天将旦，随大便下污物甚多。其色黄白红夹杂不一，痛乃大除。次日复诊，陈先生诘曰："昨夜骂我否？"主人不能隐，具以情告。乃予加味四物汤，调理而瘥。

原按：痰饮证之有十枣汤，蓄血证之有抵当汤丸，皆能斩关夺隘，起死回生。近时岐黄家往往畏其猛峻而不敢用，即偶有用之者，亦必力为阻止，不知其是何居心也。(《经方实验录》)

7. 巴豆霜治疗久痢

嘉定农民银行行长潘某夫人，年三十余岁，患休息痢廿余年。若食生冷油腻厚味等物，立即发作，苏省名医治之无效。予因其脉右关弦滑且迟，知系寒积积滞于肠胃幽坳之处，犹如盗冠盘踞于深山幽谷之中。若非自天而降之奇兵，焉能剿灭于净尽。

予即用巴豆霜七厘，包于白关纸内，嘱其清晨空心时用白滚汤吞之，吞后不可食一切食物。此即如精勇之奇军自天而降，即将盘踞深山幽谷中之盗寇，一扫而尽也。从此廿余年屡治不愈之痼疾，永除后患矣。(《治病法轨》)

8. 礞石滚痰丸治咳喘

刑部主政杨星臣，宁乡人，与余为前后同年，喘咳廿余年。每咳甚或至晕绝不醒，医药不啻百数而终罔获效。在星槎御史处谈及其病，喟然长叹，忧形于色。余问君服何药？星翁云："医家皆谓余好内阴亏，所服药皆滋补剂。年近五旬，不敢强辩，然心窃非之。"余问："君发嗽时，面赤气急否？"曰："实有之，不自知也。"因诊其右寸关脉坚凝而滑，几乎搏指，余则平平。乃曰："滑者痰象也，坚凝者，痰结也，见于右部寸关之间，盖顽痰结于肺胃之管。肺为清道，胃为浊道，两道为痰所壅，故甚则晕绝也。此病非汤剂可疗，非礞石滚痰丸下之不可。"星翁曰："岐黄家畏礞石如砒毒，何可入口？"余曰："然则先贤留此方，为毒人耶？君试服之，如误当甘庸医杀人之罪。"星翁见余言确有定见，乃市三钱服之，卧后觉胸膈烦扰，欲吐不吐，不移时，中脘辘辘，解下黑秽数碗，倦而归寝，爽适异常，至晓而若失矣。谢曰："奇哉！奇哉！君有胆有识，三钱药去数十年之病，孙思邈之神奇，不是过也。诸医谓余阴亏，抱此不白之冤久矣，得君并雪是耻，感铭何既？"（《醉花窗医案》）

十九、佐药一味建奇功

　　浙江名医金子久"声振南北"，活人无算。曾治一位慢性泄泻病人，用补土益火之剂本属正治，然而总不见效。后患者求治于杭州名医莫尚古先生，服三剂而愈。金子久索取其方观摩，内有肉苁蓉、麻仁等滑润之品，乃反佐之道，叹曰："莫先生我不及也。"后遇此等病症，仿莫氏法亦获良效。此案证明，善于运用佐药，当是配伍用药一大学问。

　　关于组方之君臣佐使，《内经》称"主病之谓君"——治病的主要药物为君，医者容易选定；"佐君之谓臣"——辅助君药，性味与其相类，故臣药也不难选择；"应臣之谓使"——使药主要是引经和调和药性（一般多指甘草），也没有多大学问。佐药则不然，其作用最复杂，《内经》未言其义，后世归纳其作用主要有三：①治疗兼证；②监制主药毒性，如十枣汤之用大枣；③反佐作用，即与君臣药性相反却能起到佐助协调作用。

　　何廉臣曾说："选药制方，心思周到，往往一味佐药亦费几许时刻思想而得，一得即全方灵透，历验如神"（《存存斋医话稿·序》）。这段话点明了佐药在方中的重要性，它可使"全方灵透"，以至"历验如神"，强调了它在配伍中的作用，金子久治慢性泄泻佐以肉苁蓉、麻仁等滑润之品，即为例子。

　　经云："奇之不去则偶之，是谓重方；偶之不去，则反佐以取之，所谓寒热温凉反从其病也。"徐灵胎云："因寒热而有反用之方，此之谓行间之术。"一语点破反佐药的配伍道理。反佐之品往往与病气类同，如病属寒，当用热药治疗，参以凉药（与病气类同）作为佐药，可以说是诱导病气受药，徐灵胎所谓"行间之术"即是此意。避免寒气与热药格拒不纳，以保证其发挥治疗作用。治疗疑难大症，如果方药与证相合，但药后无效，甚至出现不良反应，即可考虑采用反佐法，一般反佐用药只取一二味即可，药量相对亦小。掌握了反佐学问，临床上常可出奇制胜，疗效更胜一筹。

清时名医熊良廷对佐药也颇有见地，他说："主病之谓君，辅君之谓臣，反君之谓佐，奉君之谓使。"（《加注医方集解》）"反君之谓佐"一语，立言如鼎。他解释说："反者，气性与君性不同也。不同者如君性寒而佐性热，君性补而佐性泻，君性急而佐性缓，君性暴而佐性和也。"熊氏还指出："《内经》制方，不离君臣佐使。先点君药主病，次选臣药辅君，又次拣使药以听君臣差遣，然后量入佐品，以斡旋君臣气性之偏，庶使病邪去而药毒不留，后易善而元（气）易复也。"按此而论，处方当依次考虑君药、臣药、使药，最后推敲佐药，"以斡旋君臣气性之偏。"依编者看法，这才是遣药组方之圭臬。打个比方，如同炒一道菜，取肉作主料，青菜是辅料，豆油为使料，葱姜蒜盐花椒大料则是佐料，一道菜味道如何，并不取决于肉与菜，而主要取决于佐料的选用，佐药与佐料意似相同也。下面试看几例：

---

1. 治遗精必佐通滑

深通反佐之道者当推叶天士，有例为证。叶氏治疗遗精症就有代表性，他说："遗症固涩下焦，乃通套治法，想精关已滑，涩剂不能取效，必用滑药引导，同气相求，古法有诸。"（《临证指南医案》）因之叶氏在固涩同时，常常加入茯苓、泽泻、茯神等通滑之品，即涩滑同用，确非一般医家手眼。他指出："汗泄精遗，理应固涩，但先哲涩固之药，必佐通滑以引导涩味，医知斯理者鲜矣。"（《叶氏医案存真》）固精名方五子衍宗丸于五味子、覆盆子等一派补涩之中参以车前子一味通利之品即显此意。

按：明达此意，则散可少佐以敛，如小青龙汤一派辛散之中加入五味子之收敛，最堪玩味。还有如润可少佐以燥，麦门冬汤大队清润之中加入一味半夏即是例子；升可少佐以降，补可少佐以泻，等等。

2. 嗜盐者病佐以盐

明时有一寺僧嗜盐，每顿饭必食盐一斤许。众医虽知其为虫证，然而服驱虫药则痛闷欲呕，不知何故。时有鄞县名医钟大延诊后曰："是虫不受药也，当以食饵诱之。"在药中入盐笋同煮，再加盐服之，过了几天，僧吐虫数升而愈。

按：症情既然嗜盐，于治疗方药中加入些盐，有同类相引之意，此亦属反佐妙法。有医家介绍，治疗伤食胀饱之症，问其伤于何种食物，即用该种食物炒焦碾碎，当药服下，十分有效。此亦同类相引之意也。

3. 塞因塞用治尿闭

宋代，钱塘郡有人患小便不通之症，百方利之而不效。有一道人钱宗元视之，反而投固缩小便之药，片刻之间尿道遂通。人皆怪之，因问宗元，答曰：因其不通之故，前医骤然通之，则小便大至，然而水道愈发阻隘，而小便愈不得通矣。吾今缩之，使水道稍宽，此所以得利尿也。（《北窗炙輠录》）

按：经云："偶之不去，则反佐以取之，所谓寒热温凉，反从其病也。"此案深得经旨之趣，"反佐以取之"，不是学验俱富者，难以有此手眼。

4. 育阴法中加附子

张某，女，34岁。头晕失眠、口干烦躁已2年，血压波动于150～180/100～110mmHg。舌赤而干，苔薄白，脉象弦滑相兼。脉证合参，此乃肝肾阴虚，肝阳上亢，治以育阴潜阳：白芍30g，牡蛎30g，石决明30g，生地黄25g，麦冬13g，菊花15g，茵陈15g，泽泻20g，桑寄生30g，水煎服。3剂后效果不显，乃于原方中加入附子5g，服1剂即感头目清爽，夜能入眠。再按原方连服10剂，诸症大减，血压降至140/90mmHg。追访一年，症状及血压虽有时反复，但血压波动范围很小，症状轻微。（《黑龙江中医药》1985年6期）

原按：阴虚阳亢，本当滋阴潜阳，若滥用助阳之剂，犹如火上浇油。但王氏认为，附子虽辛热助阳，若适当伍入滋阴潜阳剂中以反治之，不仅不会发生伤阴耗津之弊，反更能使阴柔之剂尽快回生阴津，起到"阳生阴长"的作用，比单用滋阴潜阳之剂更易收功。本例即系一典型的阴虚阳亢证，并无阳虚、阴寒之兆，但王氏能"无者求之"，果断加用附子，故使疗效彰著。

二十、药有专擅效堪夸

早年名医程门雪开业时已有声誉。曾治疗一个慢性泄泻病人，用常规调理脾肾之法，久而无功。后来病人带着程氏处方求治于沪上名医王仲奇。王诊察甫毕，索阅程氏处方，凝思片刻，在方笺上批了"此方可服，再加蛇含石4钱"语，目挥使去。病人未便多问，只好照服。孰料这张屡服无效的方子，仅仅加上一味药，只服几剂，竟使多年痼疾痊愈。程氏知道后惊异不已，深慕王

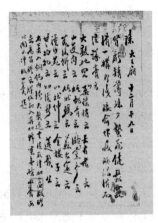

王仲奇处方墨迹

氏医术高明，遂下决心停业欲拜之为师，惜未获允。

按原本一张屡服无效的方子，被王仲奇加上一味药，多年宿疾就此获愈，实在不能不佩服王氏深识药性的功夫。蛇含石出自《本草纲目》，功能安神镇惊，止血定痛，似非治利之品，然王氏治泻用之，确为独到经验。

前贤云，"药有个性之专长，方有和群之妙用"。如头痛必用川芎，

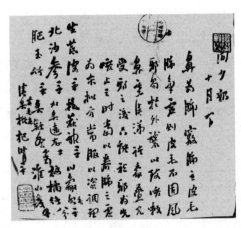

程门雪处方

黄疸必用茵陈，葛根为颈椎病专药等即是例子。徐灵胎有"药性专长论"："药之治病，有可解者，有不可解者……如鳖甲之消痞块，使君子之杀蛔虫，赤小豆之消肤肿，蕤仁生服不眠，熟服多眠，白鹤花之不腐肉而腐骨，则万不可解者。此乃药性之专长，即所谓单方秘方也。然人只知不可解者之为专长，而不知常用药之中，亦各有专长之功。后人或不知之而不能用，或日用而忽焉，皆不能尽收药之功效者也。"意思是说，药性各有专长，强调"常用药之中，亦各有专长之功，后人或不知之而不能用。"即如上案，王氏用蛇含石治泻就人多不知，因而"不能尽收药之功效者也"。

怎么办呢？只有多读名家医案，留心其独特用药经验，以广识见，积之日久，自然羽翼丰满。徐灵胎所谓"知医者当广集奇方，深明药理，然后奇症当前，皆有治法，变化不穷。"所称"广集奇方"，即指擅有专长之单味药品。下面看几个例子。

---

1. 鳔胶奇治遗精症

明时，有王宦寿者患遗精之症，每听到妇人之声即遗泄，虚甚欲死。名医缪希雍之门人治之，以远志为君，莲须、石莲子为臣，龙齿、茯神、沙苑子、牡蛎为佐使，丸服，遗精稍止，然终不断根。缪希雍于方中加鳔胶一味，不终剂而愈。

按：缪氏所用鳔胶是用鱼鳔制成的胶料，具滋润收敛作用，有固精收摄之功。如此严重之遗精症，用了大队固摄药"终不断根"，缪希雍仅加鳔胶一味，竟然不终剂而愈，足证此药固精作用甚佳。

2. 甘草救治太医病

明代，名医盛寅为太医院御医。有一天早晨，他到御药房去，忽然觉得头痛昏眩欲死，诸太医不知何病，竟然束手无策。皇帝命召它人来治。有一位民间医生（旧称"草泽医"）请求诊视，用药一剂，即获痊愈。皇帝奇怪，

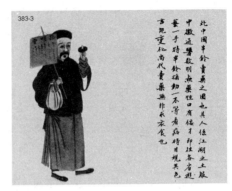

草泽医

召问所用何方？对曰："盛太医空腹进入药房，卒中诸药之毒。能解百药毒者，甘草也。我以甘草煎汁进服，并无什么奇方。"皇帝问盛寅，确实是空腹而进药房，厚赏草泽医而去。（明·陆粲《庚巳编》）

按：满朝太医"不知何病""束手无策"之症，竟被一个草泽医轻松治愈，其实靠的就是甘草擅解百药之毒的功用。

3. 桑叶止夜汗奇效

《夷坚志》记载，严州山寺有一位僧人，每于夜间睡觉时则汗出遍身，清晨衣被皆已湿透，迁延20年不愈。有一监寺僧教以经霜桑叶焙干为末，米汤送下二钱，3日遂愈。现代名医魏龙骧先生读到此说时，以为出于文人笔记，不足为凭。后遇患夜汗者数例，为验其究竟，独取桑叶一味，不杂它药试之。不料，皆收效验，自此方确信不疑。他深有感触的说："桑叶有止夜汗之功，确信无疑矣。寄语世之独重经方而轻中草药者，亦可以余为鉴矣。"秦伯未先生亦喜用

桑叶治头面出汗（俗称"灯笼头"）。

按：本草书并无桑叶止夜汗之记载，像这种流传于民间的宝贵经验，有时似乎并无医理可讲，但其治病有效确是真实的。医家应注意学习积累，必有助于提高疗效。

4. 童子尿治外伤昏厥

1956年7月底，广东省游泳队在北海市进行跳水表演，女队员王某从数米高跳台上翻筋斗跃入海中，久而不见其浮起。同伴情知有异，马上潜入水中探寻。将她捞起时已经昏迷，急送市人民医院抢救，经治三天无效。8月2日清晨，邀请北海市名医苏立民先生会诊。见患者卧于床上，目合口闭，面色绯红，昏迷不醒，呼之不应，呼吸粗大，脉浮弦数大，搏指有力。细查身体，不见任何损伤。苏氏深思良久，病人抢救三天未见转机，确实危险；但脉证合参，病人尚有生机。突然，苏氏悟道："有了！可一药而愈，我这就回院取药来治。"便和同院的赖医生说："此证虽危重，但有救生可能，而且也不难治，只用童子尿一味就够了。"赖医生觉得此药平庸简单，恐怕无济于事。苏氏进一步阐发说："你还没明白其病机吗？这是由于倒身高坠入水，气乱血厥，冲击入脑，神经震荡，失去知觉，故见此状，即《内经》所谓'气之与血，并走于上，则为大厥'之义，主用童子尿，取共降火最速，可使气返则生矣！"急取健康男童小便约二三百毫升，盛入药瓶，只称是"还魂酒"，中午十二时给病人灌下。下午三时许，患者苏醒，已能言语，有问有答，不诉所苦。随后休养两天，精神复原，痊愈出院。

按：《医林纂要》记载童尿，"凡跌打血闷欲死，灌此即苏。"童子尿指12岁以下童子之尿液。

古代亦有童子尿治愈外伤之精彩案例：名医薛己在居庸关时，曾见到一次翻车，七人受伤，全都倒在地上呻吟不止。于是都给灌服童子尿，内加少量黄酒，服后竟然全都相安无事。薛氏认为："凡是一切伤损，不管体质壮弱，有无瘀血，均宜服用本方。如有胁胀或作痛，或发热烦躁口渴，只要服用本方一瓦盆，疗效超过其他药物。"薛己本人在26岁时被重车辗伤，昏迷良久才苏醒过来，感觉胸胁满闷，气息不通，急饮热童子尿一碗，遂觉胸宽气顺，唯有小腹作痛。再予复元活血汤一剂，大便排下恶血数升许，肿痛悉退。（《外科心法》）

两案一古一今，俱是外伤昏迷重症，均用童尿救治，当不虚也。

5. 姜豆治好头痛症

南唐宰相冯延已患头痛之症，请了许多医生都没治好。后来请吴廷绍治疗，吴氏先问家属，宰相有何嗜好？告说爱吃山鸡、鹧鸪。于是吴廷绍开了一帖姜豆汤，即生姜和黑豆煎汤，方药实在平常，但冯延已服药后头痛马上消失。其他医生后来也用姜豆汤治疗头痛，并没什么效果，就去请教吴廷绍。吴说，宰相爱吃山鸡、鹧鸪，这两种鸟都是以乌头、半夏为食，久之乌头、半夏毒发而致头痛。生姜专解半夏之毒，黑豆擅解乌头之毒，所以姜豆汤能治这种头痛，众人听了十分佩服。

按：如同甘草专擅解百药之毒，生姜专解半夏之毒，黑豆则擅解乌头之毒，皆为药有专擅之代表。

6. 萝卜籽治好人参病

（1）有一年，慈禧太后做寿，因贪食佳肴而病倒，命令御医每日给予"独参汤"进补，开始疗效还可，后来非但不效，反而头胀、胸闷、食欲不佳，还经常发怒，流鼻血，众多御医束手无策，只好张榜招贤："凡能医好太后之病者，必有重赏。"转眼3天，有位走方郎中对皇榜细加琢磨，悟出太后发病的机理，便将皇榜揭了下来。郎中从药箱内取出三钱莱菔子，研细后加点面粉，用茶水拌匀后搓成3粒药丸，用绵帕一包呈上去，美其名为"小罗汉丸"，嘱咐1日服3次，每次服1粒。说也奇怪，太后服下1丸，止住鼻血；2丸下去，除了闷胀；3丸服下，太后竟然想吃饭了。慈禧大喜，赐给郎中一个红顶子（红顶子是清代官衔的标志），这就是当时盛传的"三钱莱菔子，换个红顶子"的故事。

按：莱菔子即萝卜籽，专擅调理人参引起的气滞。此案众多御医束手无策，竟被一个走方郎中一药中的，靠的是掌握药物的特性。清余听鸿云："药贵中病，不论贵贱，在善用之而已。"

（2）苏州一杨姓青年，30多岁，偷了家里的钱去嫖妓，被父亲知道后当众责骂。原本体虚再加上郁怒患了病，起初像是伤寒，渐至神志昏糊，身体沉重。医家以为是纯虚之证，惟用大补之法，每日用人参3钱，痰火越发郁结，全身僵硬如尸，合家以为万无生理。徐灵胎来诊时，众亲友正围着病人泣泪。徐氏按触其身，遍体皆生痰核，大小数以千计。诊毕大笑曰："诸位哭哭啼啼，以为他要死了吧？不会的，现在就是重打40大板都不会死的。"其父说道："现今光是吃人参就花了1千多两银子，如果儿子能活下来，情愿再付您千两纹银。"徐灵胎仅以清火安神极平淡之方，佐以末药少许，竟然"三日而能言，五日而能坐，一月而行动如常。"其周身痰核，半年后也消尽。

正值牡丹花开，亲友设宴于花园，庆贺病人康复。徐氏正巧路过，笑曰："君服人参花费千金差点儿死掉，服我之药而痊愈，我的药物本钱总得给我吧？"病人娘舅忙称："一定偿还，请先生开个价吧。"徐说："增病之药值千金，去病之药总该翻一番吧？"意思是2千两纹银。病人有些惊惶，因为这是个大数目。徐接着说道："别怕，不过才8文钱，买萝卜籽为末罢了，这儿还剩一点儿大伙儿看看。"众皆大笑。

　　按：此案与上案类似，均取莱菔子善理人参滞气之功。徐灵胎书读万卷，才高八斗，但并不迂腐，不仅医术高明，而且人情练达，妙趣横生，富于幽默感。

　　（3）饶平县张某，男，40岁。春节将至，工作繁忙，睡眠不足，致眩晕疲乏，精神不振，自以为虚而服食人参，隔天出现肢体抽搐，头项震颤，足不能任地步履，手不能托碗握筷，洗面穿衣须人服侍，日不能稳坐，夜不能安卧，烦躁不安。某医又以为筋脉失养而进人参养荣汤，症状加重。因请余构武医师诊治，见症如前述，面目红赤，脉弦劲有力。脉证合参，余医师认为乃服食人参所致，嘱服生萝卜汁一小碗。是夜安睡，晨起诸症顿失，再服1小碗而愈。(《广东中医》1995年第4期）

　　按：此案与上二案亦有相似之处，均为滥用人参引发疾病。不同的是，本案用的是生萝卜汁，药效相同。

7. 蔡京便秘—药痊

　　宋时，权相蔡京久患便秘，御医用药无效，因为蔡京不肯服用大黄，畏其泻力太大。时有医生史载之，医术高明，晋见蔡京为其治病。史氏诊脉后，索要20文钱，去药铺买了紫菀回来。他用紫菀研成细末，让蔡京服下。不多时，大便即已通下。蔡京十分惊异，问紫菀为何有此功效？史答曰：肺与大肠相表里，大便通畅，要靠肺气传送。今便秘乃因肺气不能输导，用紫菀清肃肺气，大便自然通利。史载之由此而出名。（宋·施德操《北窗炙輠录》）

按：肺与大肠相表里，顽固性便秘，不治肠而治肺自有奥义。本症单用紫菀确有良效，唯需重用 30～60g，煎服即可。或如本案以末服之，5g 即可。

8. 半夏救治洋医生

民国初年，一位来华行医的英国医生患了顽固性呕吐，不能进食已有多日。一位日本医生和一位美国医生共同诊治，呕吐依然不止。当时以为病人已经无法救治，遂请名医张锡纯"一决生死"。经过详细诊察，张氏说："余有一策，姑试行之。"即用半夏加茯苓、生姜投治，"一二服后奇效忽显，数日竟回复原有之康健。"张锡纯技高一筹，使得三位"东西洋大夫"赞叹不已。（《医学衷中参西录》）

按：张锡纯所用半夏乃是亲自所制，与市售半夏不同。因为半夏有毒，市面上的半夏都用白矾水煮，炮制太过，乃致药力尽失，李可先生称之为"药渣子"，非但不能止呕，反而可能引起呕吐。因此，张锡纯每年都自制半夏，其法"每于仲春季秋之时，用生半夏数斤，浸以热汤，日换一次，至旬日，将半夏剖为两半，再入锅中，多添凉水煮一沸，速连汤取出，盛盆中，候水凉，晒干备用。"这种自制半夏，"无论呕吐如何之剧，未有不止者"。

9. 歪打正着发现浮小麦

太平兴国年间，京城名医王怀隐有一次到后院，查看晾晒的药材。发现新购进的一堆小麦又瘪又空，正要查问原因，忽有病人求诊。病妇无缘无故时常发怒，哭笑无常，心神不宁。切脉后王氏诊为"脏躁"，拟方甘麦大枣汤。疏方后，病家又告称，还有夜间出汗之症。王说，先治好脏躁再议。

5天后，病人欣喜来告，药到病除。王欲再治其盗汗症，病人称已一并痊愈。王暗思，莫非甘麦大枣汤也有止盗汗之功？于是他有意以此方又试治了几位盗汗病人，用的是籽粒饱满的小麦，结果均无效验。

此时，店小二与人争吵，惊动了王怀隐，便问何事？原来店小二嫌张大户送来的麦子又瘪又空，让他拿回去。王忽忆起，上次治那妇人所用小麦即是这种空瘪的小麦，忙问怎回事？张大户说：此是漂浮在水面上的麦子，不舍得丢弃，寻思治病用可以将就，就送来了。

王听罢，似有所悟，吩咐暂且收下，另放一处，注明"浮小麦"听用。后来，王氏开始用这种浮小麦试治盗汗、虚汗之症，竟然每投必效，认识到浮小麦的止汗之功。

按：宋以前，小麦入药，浮小麦并未入药。太平兴国三年，王怀隐与好友合编《太平圣惠方》，便将浮小麦作为单独药物编了进去。这是浮小麦第一次收入方书，至今为医家所延用。它的由来与王怀隐的歪打正着用药有关。

10. 小儿受惊两味药

陈某，男，5岁。自幼时起得一怪症，晚上从子时到卯时，闭着眼睛在床上跳舞，其他正常。求过很多名医，用了很多治法，都没有效果。孩父向名医陈友芝求诊，问之："幼小或母亲妊娠时是否受过惊恐？"答曰："怀孕不久，家中着火，受过惊恐。"陈说："我给你开两味药，回去煎好给你儿子吃，今天夜半睡觉时就不会跳舞了。"疏方羚羊角、青龙齿两味。陈父疑惑："我儿子的病看了五年，吃了不少的药，都没有效果。"

次日早上八点整，电话打来："一千多天啊，一千多天！我儿子每夜在床上跳舞，搞得我们父母、孩子爷爷奶奶六神无主。昨天晚上一觉睡到大天亮，没有跳舞，只翻了个身又睡着了。"（《陈友芝医案》）

按：博涉知病，屡用达药。陈友芝必曾见知此病，用药仅羚羊角、青龙齿两味，即愈此三年怪症，而且说得十分自信，可谓熟识两药特性。

11. 单味细辛治阳痿

某男，42岁，干部。患阳痿已4年余，有时举而不坚，有时痿而不用，多方治疗无效，求治于徐应坤先生，嘱每日以细辛5g，泡茶一杯口服，连泡3次服用，连用5天即见效果，阳事欣然，又继续服用25天，性功能恢复正常。（《中药扩展应用》）

按：徐氏此前治疗一雷诺氏病患者发现其5年余的阳痿旧疾竟有好转，经对所用药物分析，可能与方中细辛有关，遂嘱患者每日单用细辛5g，泡茶口服，按此治疗月余，阳痿竟得痊愈，后又用此方法治疗了25例阳痿患者皆获良效。

另有冷氏采用自拟细辛韭子茶治疗阳痿17例，收效颇著。其方细辛5g，韭子7.5g，加开水200mL浸泡10分钟后当茶频频饮服，每日1剂。治疗期间忌房事，停用其他药物。

12. 重用防风治耳鸣

1980年11月，治一刘姓男子，年30余岁。患耳鸣近3月余，无有休止。经西医检查，诊断为神经性耳鸣，服西药未能缓解。后延中医魏某诊治。初以龙胆泻肝汤不效，继用杞菊地黄丸治疗月余罔效。刘师为其诊治，除诉其耳鸣隆隆不休以外，尚有头部昏沉且重如裹，时眩晕泛恶，胸胁满闷，食少，便溏，舌质淡胖苔白，脉沉弦滑。证属浊阴上逆蒙蔽清窍，初以苓桂术甘汤2剂，其眩晕、泛恶略除，但耳鸣不减，后在前方基础上加防风30g，患者服药1剂耳鸣减轻，2剂后耳鸣及诸症皆除。后魏氏又遵刘师经验治疗耳鸣患者多例取效。如张某，年47岁，患眩晕、耳鸣，服用中西药、高压氧治之不效。据辨证以泽泻汤加防风40g，服药7剂后而取效。(《中药扩展应用》)

按：耳鸣多责于肝肾，陈修园谓防风禀春和之气入肝治风，尤妙在甘以入脾，以和木气；王好古谓其搜肝气。可见防风之功在于祛风胜湿，升清降浊，搜肝达木而健脾。故防风实为治疗浊阴上逆、蒙蔽耳窍所致耳病之妙品。刘师临证多重用防风（30～40g）治耳鸣，其效甚捷。

13. 人尿治好蛇头疔

"文革"时期，某医生在五七干校劳动。一个夏夜，一位食堂员工急敲其门，称大拇指生一"虾眼"，疼得要命，觉都睡不着，请求医治。干校在西郊山头，一点儿医疗设备都没有。灯下见其右手拇指红肿疼痛，乃是急性蛇头疔。患者啜着嘴巴，痛苦万分，连说："只要把痛止住就行，别无他求。"某医突然想到新鲜小便，性凉味咸，有清热解毒，消肿止痛之功，于是告诉他：用你自己的新鲜小便，盛在口杯中，把大拇指浸于其中，明早再说。

　　早餐时，患者见到某医就说，"办法真好，把手浸到尿里，什么时候不痛了，什么时候睡着了，都不知道。"见他拇指红肿已经全消，颜色变白。餐后採了一点儿青草药捣烂外敷，过两天没事了。（《岐黄用意——巧治疑难杂症》）

二十一、用方简者，其术日精

张宗昌为山东督军时，带领杂凑起来的数十万队伍，称霸一方。张氏骄横昏庸，人称"三不将军"——不知有多少兵，不知有多少枪，不知有多少小老婆。某年夏月，因事路过宁波，适值天气酷热，暑湿内陷，张宗昌头脑昏重，神疲乏力，时有低热，遂延范文甫诊视。持脉察舌后，即挥笔书清震汤一方（升麻、苍术、荷叶3味）。张接阅后，嫌范氏案语简短，药味太少，颇为不悦，出言不逊。范闻后毫不畏惧，直言讥笑之："用药如用兵，将在谋而

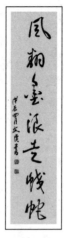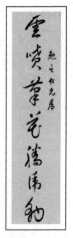

范文甫手书楹联

不在勇，兵贵精而不在多，乌合之众，虽多何用？治病亦然，贵在辨证明，用药精耳！"四座皆惊，先生则旁若无人，谈笑自若。图为范文甫手书楹联：云喷笔花腾虎豹，风翻金浪走龙蛇。（《范文甫专辑》）

按：药贵精而不在多，是诸多如范文甫这样的名医所崇尚的处方原则。衡量一个医家的水平，有个简单而可靠的办法，不用看他药开得如何，只看他的方子药味多少。药味少者水平高，药味越多，水平越低。《洛医汇讲》有一句话说得很精彩："用方简者，其术日精；用方繁者，其术日粗。世医动辄以简为粗，以繁为精，衰矣哉。"——是说用药少者，其医术越精；用药多者，医术越粗陋。俗医动辄以用药少为粗疏，以用药繁多为精当，那差得太多了。俗语

说，"药过十二三，大夫必不沾。"——开方若超过十二三味药，这个大夫肯定不靠谱。其意与"用方简者，其术日精"异曲同工。

经方就是用药精简的典范，113方仅用药93味，平均药味为4.18味，由3～8味药组成的方剂最为常见，占82.3%。其药味加减也是十分严谨的。明代韩飞霞说："处方正不必多品，但看仲景方何等简净。""简净"二字说得传神。"今人遇病立方，动辄二十余品，少亦不下十数品，岂知仲景诸名医之心法哉！吾观古人率用成方，加减不过一二味，非有违戾，未尝辄易。"（《上池杂说》）

《临证指南医案》全书3002张处方中，平均每方6.67味药，6味方最多，共1209方，占40.27%；其次为8味方，共560方，占18.65%，可见叶天士处方唯精简是务，有经方法度。

为什么拿用药精简作标准呢？当然是治病求本的要求。张介宾指出："凡看病施治，贵乎精一……是以凡诊病者，必须先探病本，然后用药；若见有未的，宁为少待，再加详察。既得其要，但用一味二味，便可拔之；即或深固，则五六味、七八味，亦已多矣。然虽用至七八味，亦不过帮助之、导引之，而其意则一也，方为高手。"确实如此，光绪年间金堂县名医徐勤生，用药一般八味，味虽不多，投则立效，县令王某呼之为"徐八味"。在民间还有被称为"田八味"等大有人在，那肯定是一个"高手"。

许多名医对多安药味，"用方繁者"，都曾提出尖锐的批评甚至讥讽，称为"混沌汤""糊涂汤"。"今人不能别脉，莫识病原，以情臆度，多安药味，譬之于猎，多发人马，空地遮围，或冀一人偶然逢也，如此疗疾，不亦疏乎？"（唐·许胤宗语）朱丹溪讥为"广络原野，冀获一兔"。叶天士则云："近之医者，茫无定识，假兼备以幸中，借和平以藏拙。""假兼备以幸中"一句，指责医家不能精审病情，只知多开药味，靠包打围攻，侥幸取胜，认为不是"以药治人，实以人试药"。一个方子若是开出二三十味来，肯定不足观。那是"大包围"，"广络原野"，根本就不清楚病机要害在哪里。曾见某针灸大师的关门弟子，自诩得其真传。有一次，偶然看他给人治疗腰痛，毫针扎得像电线杆，心知其术肯定高不了，好的针灸大师往往几针就解决问题，这和用药多少是一个道理。当年袁世凯患了头风病，久治不愈，经张謇推荐，请来江西"金针"黄石屏，两针下去，头痛立愈，袁世凯犒赏两万元大洋，那叫工夫。试看例案。

---

1. 药方取纯最忌杂

某子，疟久伤元气而热不退，时时欲厥，松馆先生治方用白虎加象贝之类不愈。召余治，余即于其原方除掉加味药，入党参 15g，合成人参白虎汤。一服瘥，二服霍然。

盖药方须取纯耳，最忌杂也。药杂而互相牵制，力反弱也。松老于医，功夫非不深，而好参己见于古方中，故而不效。（《范文甫专辑》）

按：范文甫先生好用古方，主张"药方须取纯耳，最忌杂也，药杂而互相牵制，力反弱也。"对松老"好参己见于古方中"，随意加增药味提出委婉批评，确有道理。蒲辅周说过："白虎汤中加上三黄解毒泻火……就成了死白虎。"

须知随意多安药味，非但不能起到一加一大于二的合力作用，反而可能小于二，原因就在于那些药物互相掣肘。系统论的不相容原理指出："一个系统的复杂性增大时，我们使它精确的能力必将减小，在达到一定阈值以上时，复杂性和精确性将互相排斥。""夫病之与药有正相当者，惟须单用一味，直攻彼病，药力既纯，病即立愈。……假令一药，偶然当病，他味相制，气势不行，所以难差（愈病之意），谅由于此。"（顾炎武语）说明用药贵精不在多。

2. 频繁呕吐三味药

秦伯未曾治一呕吐病人，频繁呕吐数月，食已即吐，吐不尽胃，甚则闻到食味、药味即吐。检视前方，有健脾养胃之剂，有清胃化浊之剂，药量均较重。舌中根苔黄薄，脉关弦滑小数。秦氏处方：黄连 0.3g，竹茹 1.5g，佛手 0.6g，药后呕吐即平。有人问所用之药前医均已用过，何以此效而彼不效？秦氏答曰：效在用量之轻。

按：此案呕吐数月，秦氏一剂即效，不止得益于处方"用量之轻"，用药简练也是个中原因。

3. 小青龙汤原方更好用

广东弟子张某，其儿子 2 岁，因肺炎高烧入院，经治疗后烧退，咳减，大便日 3～4 行，带药出院调理。出院第一天，服用抗生素后便泻加剧，至次晨，日夜达 20 余次，皆为水状及不消化食物，时伴呕吐。中药用藿香正气汤、参苓白术散均未收效。第二天下午见小儿神情疲惫，无汗，时有咳嗽，并闻及喉中痰鸣，背部可触及痰鸣振动，因思当系外寒内饮为患，拟小青龙汤原方：麻黄 5g，桂枝 10g，炙草 10g，半夏 30g，白芍 10g，细辛 5g，北五味 3g，干姜 5g。煎成 60mL，当晚 8 时服 20mL 后，熟睡一夜，大便仅泻一次，次晨大便成形，咳嗽大减，喉中痰鸣消失。（《关东火神张存悌医案医话选》）

按：该张某平时治咳常以小青龙汤加北杏、川贝、紫菀、白前等品，适逢此前一天与编者交流，谈及"经方运用当以原方为好，加减不宜太多"观点，并特别举了小青龙汤为例。受此启发，此次专用小青龙汤原方，不意效果反而比加味后要好。黄煌教授说过："我所说的这些经方家，遣方用药都恪守仲景的法度，不妄加减一味。那些所谓研究伤寒的人，宁师其法不泥其方，说是用经方，其实在原方基础上加一大堆药，动辄十几味，其实是心无定数，根本没有掌握仲景的用药规律。师其法而不泥其方，随症加减便成为随意加减、不守仲景成方的最好借口。"

4. 药方对，一口汤

余在辽宁中医附属三院时，有护士长唐某40多岁，某日找我看病。言及患头痛十余年，每当发作时头痛剧烈，甚至要到撞墙的地步，痛甚则干呕，自觉昏沉。一年发作几次，近日发作已3天。曾求治于许多名医专家，皆不见效，心情郁闷。大便不实，舌淡胖润，脉沉弦，余无异常。分析属肝胃虚寒，处吴茱萸汤治之：吴萸15g，红参15g，苍术25g，羌活10g，大枣10个，生姜15片。

接方看后，她觉得才这几味药能有效吗？以前的名医用药都比这多尚不见效，何况这点药呢？我说："药方对，一口汤；方不对，一水缸。你吃吃看。"没想到，她服了5剂药，头痛解除，再未发作。(《关东火神张存悌医案医话选》)

按：本案头痛虽然久治不愈，但其表现符合厥阴头痛的经文："干呕，吐涎沫，头痛者，吴茱萸汤主之。"真所谓"药方对，一口汤"是也。前医屡治不效，乃伤寒工夫不足也。

二十二、巧借药引藏玄机

民国年间，宁波郑松家有一男佣，患咳嗽之症久而不愈，声闷不畅，多医治之未效。邀请范文甫诊视，范诊后说：这病应该用小青龙汤。郑松说，"已经服过3剂了，无效。"范说："请以冰水煎之。"遵嘱如法煎之，果然收效。原来，范氏曾经见过病人在烈日下饮用冰水，询其咳起之日发自热天，故用冰水为引以治之。

同样例子还曾见于宋代，某年夏天，宋徽宗因食冰过多而致下利，频频如厕，太医以温热之剂理中汤治之不效。按说方证颇为切当，不知何故未效。遂请名医杨吉老诊治，切脉之后，仍处以理中汤。太医说，已经服过了，无效。杨吉老说：请以冰水煎之。如法煎之，果然收效，徽宗之病遂获痊愈。

按：发病是由食冰引起，还需以冰解之，此同气相求之意。用方还是原方，只因以冰水煎药竟获佳效，可谓出奇制胜。清·尤在泾曾谓"兵无向导则不达贼境，药无引使则不达病所"。名家治病，并未多用奇方，常能在众医不着眼处，以意用之，而获佳效。

药引，通常指引经药，其作用有二：一、引导诸药直达病所，所谓"药无引使则不达病所"。二、调和诸药，主要指"和事佬"甘草及生姜、大枣之类。有一点不同的是，药引通常由病家预备，凭此一点，名医常可借题发挥，暗藏玄机，做出很多文章，解决疑难病证，从中尽显才高识妙之学，圆机活法之变。下面试举数案：

1. 转移意念巧治病

有一李姓掌柜身患重病，头昏脑涨，目光呆滞，食欲不振，倦怠乏力。多方求医寻药，均不见效。病情渐重，形削骨立，访得名医傅青主求治。经过望闻问切之后，认为病属劳心过度，损伤肝脾。病情虽重犹有一线生机，傅说："处方不难，只怕两味药引难寻。一是人脑百个，二是盘龙草百条。"病人一听，露出惊讶神色。傅解释说："人的头油是人脑之精，都渗在毡帽上，这浸透头油的旧毡帽就是人脑；盘龙草则是戴过的旧草帽，由于它饱受汗精滋养，故能治病。这两味药引需要你亲自费心去找。"

从此，李掌柜每天早晨到城门口在挑担推车的人群里寻找药引。一天天过去，药引越找越多，心情也越来越好。一年之后，病人带着药引到傅山处去求方，傅笑着对他说："君一心寻药，排除杂念，如今身体已健，无需再开什么药了。"此时，李掌柜方恍然大悟，寻找这奇怪的药引，是为了让他转移意念，活动筋骨，治疗劳心之病。

按：傅山深通"移情易性"之法，令患者专心寻找药引，排除杂念，活动筋骨，终获良效，确属"构思灵巧"。

2. 瓷瓶古董作药引

民国某年，大军阀闫某，酒色过度，身体极虚，复又感寒，高热，时见神昏怔忡，虚汗淋漓，大有亡阳之虞。请名医施今墨看过之后，问家属，患者平日最喜爱的东西是什么？答曰：是一件价值连城的古董瓷瓶。施沉思片刻，开了处方，对家属一再叮嘱，有味药引万不可缺。家属说："不管是如何难找的药引，只要说出名来就能找到。"施说："药引就是那件古瓷瓶，并且必须打碎它煎汤后再下群药，否则另请高明！"家属听后愕然，但为了治好军阀贵体，只好忍痛打碎瓷瓶熬药。患者服药后方知视为珍宝的古董瓷瓶已被打碎，不由心疼得出了一身汗，但病情却由此好转，逐渐痊愈。

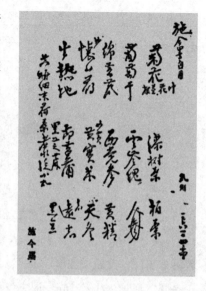

原来，施今墨知道闫某生性吝啬，不得不出此奇招。病人虚极夹邪不能补，外感风寒复又汗出不能攻，不发汗又无方可治。于是用了些平和药，加上打碎其心爱之物，让患者惊急出汗，方把病治好。

3. 煮石为引治心病

有一对恩爱夫妻，偶因小事口角，其妻心中怏怏不乐，不吃不喝，以致卧床不起。丈夫请傅青主诊治，傅听完陈述后，随手拣起一块小石头，嘱其加水用文火煮软作药引，煮时要不断加水，且不得离开药壶。其夫盼妻病愈心切，便通宵达旦地煮起石头来，眼睛熬红了，人累瘦了，仍无倦意。其妻见此，不觉转怒为喜，主动下床代夫看火煮石，并叫丈夫去问傅青主："石头为何煮不软？"傅听后笑曰："你回去吧，她病已愈。石头虽然煮不软，可你对她的一片至诚，已把她的心软化了。"

4. 生姜不可或缺

患者凌某，男性，45岁。一周前由于调摄不甚出现发热、恶寒，自测体温39.2℃。遂收入院治疗。用尽各种抗生素，热势不退，体温仍维持在39℃～40℃。后用消炎痛栓，强行发汗，致大汗出，体温稍降后，又逐渐升至39.8℃。告知谓"三周热"，无奈请中日友好医院冯世纶教授会诊。症见发热，体温39.3℃，头痛，身痛，晚上有寒战，口微干。舌质淡白，苔薄黄，脉浮紧。冯老辨证为外寒里热之大青龙汤方证。予大青龙汤原方：麻黄18g，桂枝10g，杏仁10g，炙甘草6g，生石膏45g，大枣4枚，生姜15g。次日早晨，患者诉未出汗，反而增加腹痛一症。细查原因，原来是药房未备生姜。于是嘱家属加入生姜15g，原方急煎，服完一剂后，患者微微汗出，热退身凉，腹痛亦随之消失。

本例发热患者，证属大青龙汤证，因方中未加入生姜，不但没有发汗，反而导致腹痛。加入生姜后，一剂而愈。

按：生姜既是日常食品，又是一味常用中药。但一般药房多不预备，而由患者自行加入，医者通常谓之"药引"。本案说明，仲景用方遣药，即使是一片生姜、一枚大枣也不虚投，不可或缺，后人应当体会此中深意。

5. 以凉治热，以热药为引

有一人患小便色赤而痛者，凡车前子、桑白皮之类清热药物均已服遍，竟然不愈。遂向傅时泰请教，傅曰："不用开方，但用好肉桂开水泡饮之，每日一钱，五日当愈。"如其言果效，人询其故，曰："天下之事，和同则易于转移，相激则反生祸患。故以凉药解热

者，必以热药为引；如同以兵捕盗，必以盗为眼线，亦此意也。"所言具有至理。(《南海县志》)

按：此案颇具奥义，人但知"以凉解热"正治之义，却不知"以热为引"反佐之义，理同"以兵捕盗，必以盗为眼线"，属于从治反佐范畴。编者以为，选药遣方，于反佐一端可见功力。

二十三、病人所嗜者为良药

　　清代文人李渔著有《闲情偶记》一书，内有"笠翁本草"一节，提出以情治病七个妙方。其中他说本性酷爱之物，就是治病良药。他现身说法举了一个例子：某次李渔有病，想吃杨梅，医生对他妻子说杨梅性热，一二枚即可丧命。于是妻子哄他说街上没有卖杨梅的。李渔心里不乐，病情更重。适时街上传来叫卖杨梅声，李渔大喜，急让妻子去买杨梅。待几枚杨梅吃下，气定神怡，不觉病竟退去。于是他得出结论：能在患病时得到酷爱之物，就是治病良药。

　　一个文人以其切身体会也许揭示了一个很重要的医理，即病人所嗜好的东西可能就是祛病良药。清代名医冯兆张对此给予了肯定，他说："脏各有神，凡酷嗜一物，皆其脏神所欲。斯脏之精气不足，则求助于斯味以自救。如妊妇肝肾不足，则嗜酸咸；老人精血亏，则嗜肉食。故凡病人所嗜之物，只可节之，不可绝之。若久病厌烦，可缓之病，不妨暂停药物，调进所嗜之味，胃气一旺，便可长养精神。若病势不能勿药者，则宜冲和之药味，易于入口，勿伤胃气。设不如此而绝其脏神所嗜之食，强其胃气所伤之药，胃气既伤，化源绝灭，而欲病退神安者，难矣。"（《锦囊秘录》）道理讲得十分明白，强调"病人所嗜之物"，是欲"求助于斯味以自救"，只可节之，不可绝之。若"绝其脏神所嗜之食，强其胃气所伤之药，胃气既伤，化源绝灭"，则病难治矣。

　　对此历代医家也多有论述。《灵枢·师传》曰"入国问俗，入家问讳，上堂问礼，临病人问所便"，讲了医家的一种素养，要随乡入俗，不失人情。而"临病人问所便"一句，则强调临证时要问病人有何嗜欲，"盖病人之所便，即病情真实之所在"（徐灵胎语）。"《内经》云临病人问所便，此真治病之妙诀也"（《存存斋医话稿》）。许多医家深谙此"治病之妙诀"，在实践中演绎了许多精彩的案例：

1. 冷水退热

吴佩衡曾治一妇，年近五旬。1920 年 2 月患春温病已 5 日，延吴氏诊视：壮热烦渴而饮冷，恶热头痛，张目不寐，小便短赤，唇焦齿干。舌尖绛，苔白厚而燥，脉来洪数。前曾服荆防羌独等发表之剂，致头汗出，身热尤甚，气粗而喘。吴氏断为春温误以辛温发散，伤及阴液所致，急须清热养阴生津。因居处僻远，一时难以配药。适患者烦渴索饮，急欲喝凉水，吴氏遂与冰凉之水任其饮之。一碗饮尽，自言心中爽快，又饮 4 碗，顿觉清凉不烦，竟然闭目熟睡。俄顷，见汗出淋漓，湿透内衣。一小时后再诊，已脉静身凉，津液满口，诸证悉除。(《吴佩衡医案》)

2. 啖雪退热

王姬，仲春季节忽患热证，口渴神昏，头晕出汗，身热如火，几近发狂。前医曾投以白虎汤，石膏用至一两，而热如故；又用承气汤下之，二便稍利，而热如故。名医王埙诊之，脉极沉数，知阴火大炽而肠胃燥甚，告曰：胃中并无实物，并无可下。大热熏心，宜清降之，急用地黄汤加栀子、三黄而进。服药而心颇清，身热仍然如故。

是夜忽然大雪，病者口渴，匍匐出户就台阶取雪，卧而啖之，凡三碗许，自觉心境顿清。又啖之，归而卧床，当晚则热退身凉，越日而能起床，三天后其病若失（《醉花窗医案》）。

按：此案颇奇，大热之症，服药罔效，而天降之雪竟能除病，方书似无此法，也是因为病人所嗜者为良药的缘故吧。盖雪属阴寒，不假烟火，或胜凉药清降之力。

3. 投其所喜治呕吐

安徽天长县朱女，怀孕4月，吐甚不纳，腹中阵痛。有医家按妊娠恶阻论治，汤药点滴不得入口。脉沉伏，四肢凉，吐剧则呃，舌干，目眶凹陷。名医龚士澄接诊，询知百物不受，唯喜糖水，前医谓"呕家忌甘"，未允。龚嘱用河水井水各半，于锅内煮沸扬百次，取其升清降浊；另取蜂蜜参和，取其补虚润燥；再兑以姜汁，取其宣阳止呕。三物毫无异味，令其徐徐呷之。孕妇未饮心已先乐，盖因投其所喜也。饮尽一笺而吐止。

4.2 钱龙井起沉疴

蒲辅周曾治一高年久病患者。症见烦躁失眠，不思饮食，夜寐不安，大便七日未行。进而呕吐，吃饭吐饭，喝水吐水，服药吐药。病家认为已无生望，找蒲氏一试。蒲老详询病情，问其想吃什么？病者表示不思饮食，只想喝茶，蒲氏即取龙井茶6g，嘱回家煮与之。茶刚煮好，病人闻见茶香即索饮，缓缓喝了几口未吐，心中顿觉舒畅，放了两个屁，并解燥屎两枚，当晚即能入睡，清晨醒后即知饥索食。蒲氏嘱稀粥少少与之，调养月余竟愈。

5. 西瓜治暑

宋高宗患泄泻，召医官王继先诊治。王至宫中，奏曰："臣甚渴，请皇上先赐我西瓜，然后再静心诊治。"高宗命人取来西瓜。继先食之，皇帝亦觉得嘴馋，遂问："朕可食瓜乎？"继先曰："臣索吃西瓜其实是想让陛下也吃。"高宗食之甚感痛快，泄泻竟也随之而止。左右皆称奇，皇帝亦觉疑惑，问继先："此何方也？"继先曰："皇上所患乃是中暑，因而泄泻，西瓜亦能消暑，故能愈病。"事见宋·叶绍翁《四朝闻见录》。

按：病人所嗜者乃为良药。高宗对西瓜"亦觉得嘴馋"，说明身体有所需要，"食之甚感痛快"就是证明。王医官判定高宗泄泻乃因中暑所致，巧用西瓜消暑治本，不用药石，诚可谓"用食平病"之良工也。

当代蒲辅周的儿子蒲志孝曾治一病人，暑温后期，合目则谵语，面垢不仁，发热不退，渴不思饮，自汗呕逆，六脉沉细，病已半月。因为服药太多，一闻药味则呕，给药十分困难。遂让用西瓜少少食之，竟得在一夜之内热退身和。

蒲辅周知道后说："能知此者，可以为医矣。五谷、瓜果、蔬菜，《内经》云为养、为充、为助，其所以最为宜人者，不伤脾胃最为可贵耳。"

二十四、药不亲试终未达

民国年间，名医王季寅作"同是泻药"一文，介绍自己服用泻药的亲身体会：1929年4月某日，狂风大作，余因事外出，当时冒风腹中暴疼。余夙有腹疼病，每遇发作，一吸阿芙蓉其疼立止。不料此次竟不见效，服当归芍药汤加生军一剂，亦不应。时已初更，疼忽加剧，至午夜疼如刀绞，转侧床头，号痛欲绝。黎明家人延医至，针中脘以及各穴，凡七针，行针历五小时，痛始止。据该医云，腹部坚硬如石，针虽止疼一时，而破坚开结非药不克奏功。余坚辞曰：余腹坚硬如石，绝非顺气化痰所能奏效，惟大承气或可见功，因自拟生军三钱，枳实二钱，厚朴三钱，芒硝五分。服后时许，下积物甚多，胸腹稍畅。

次日，胸腹仍觉满闷硬疼，又进二剂，复下陈积数次，元气顿形不支，因改服六君子汤三剂，后元气稍复而胸腹满疼仍自若也。更服大承气二剂，不惟疼痛未减，腹中满硬如故而精神衰惫，大有奄奄欲毙之势。因念攻既不任，补又不可，先攻后补，攻补兼施，其效犹复如此，生命至是盖已绝望矣！

忽忆伤寒小结胸病，正在心下，按之始痛，大结胸则从心下至少腹硬满，不待按，即痛不可近。余之初病即胸腹坚硬如石，号痛欲绝者，得毋类是？惟大结胸以大陷胸汤为主治，此汤仅大黄、芒硝、甘遂三味。硝黄余已频服之矣，其结果既如上述，加少许甘遂，即能却病回生耶？继思病势至此，不服药即死，服之或可幸免，遂决计一试。方用生军二钱，芒硝五分，甘遂末一分。药既煎成，一饮而尽。服后顿觉此药与前大不相同，盖前所服硝黄各剂，下咽即觉药力直达少腹，以硝黄之性下行最速故也。今服此药，硝黄之力竟不下行，盘旋胸腹之间，一若寻病者然。逾时，忽下黑色如棉油者碗许，顿觉胸中豁朗，痛苦大减。四五剂后，饮食倍进，精神焕发。

余深奇同是泻药，初服硝黄则元气徒伤，继加甘遂则精神反形壮旺。故详述颠末而为之记。（《经方实验录》）

该书编者姜佐景按曰：本篇实有无上之价值。何者？病人服医者之药，每不能详言服后之变化，惟有医者服自疏之药，乃能体察周详，言之有物。观王先生之言，今服大陷胸后，硝黄之力竟不下行，盘旋胸腹之际，一若寻病者然。可谓一言发千古之秘，胜于后世注家之书，徒以空谈为依归者！此实验之所以可贵也。

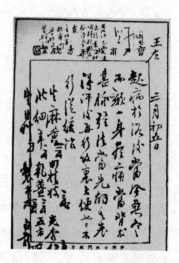

曹颖甫处方

曹颖甫按曰：药不由于亲试，纵凭思索理解，必有一间未达之处。予昔服生附子，一身麻痹，至于洞泄秽浊之水，不能自禁，久乃沉沉睡去。比觉，而二十余日之泄泻竟尔霍然。若夫大陷胸汤，予但知令上膈湿痰并中下燥矢俱去耳，且甚不解下后之更用硝黄。今观王君自记，始知硝黄与甘遂同煎，硝黄之性即与甘遂化合，而为攻治上膈湿痰之用，固不当失之毫厘也！

编者认为，该文将服用甘遂后的体会写得十分生动，非亲试者写不出来，乃至姜佐景称"一言发千古之秘，胜于后世注家之书"，"实有无上之价值"。曹氏由此说："药不由于亲试，纵凭思索理解，必有一间未达之处。"提出一个很有意思的命题——药不亲试终未达。

孙思邈说，"自神农尝百草而知物性"，中医最初的药物运用就是从尝试开始的。"藕皮止血起自庖人，牵牛逐水近出野老。"（《本草经集注》）是说厨师的手被割破，发视藕皮可以止血；牵牛能够利水，出自老农的经验。中药大概都是这样试出来的。鲁迅说过："第一次吃螃蟹的人是很可佩服的，不是勇士谁敢去吃它呢？螃蟹有人吃，蜘蛛也会有人吃，不过不好吃，所以后人不吃了，像这种人我们应当极端感谢的。"

医家为了体会药性，尤其是峻药，亲身尝试一下是应该鼓励的。下面举几个例子。

---

1. 张锡纯亲用石膏

张锡纯以擅用大剂量生石膏著称，认为石膏是"清阳明胃腑实热之圣药，无论内伤、外感用之皆效，即他脏腑有实热者用之亦效。"他是以身试药试出来的："忆愚年三旬时，曾病伏气化热，五心烦热，头目昏沉，舌苔白厚欲黄，且多芒刺，大便干燥，每日用生石膏数两煮水饮之，连饮数日，热象不退，因思或药轻不能胜病，乃于头午用生石膏五两煮水饮下，过午又用生石膏五两煮水饮下，一日之间共服生石膏十两，而心中分毫不觉凉，大便亦未通下。踌躇再四，精思其理，恍悟此必伏气之所入甚深，原当补助正气，俾吾身之正气壮旺，自能逐邪外出也。于是仿白虎加人参汤之义，因无确实把握，犹不敢遽用大剂，就已所预存之药，用生石膏二两，野台参二钱，甘草钱半，适有所轧生怀山药粗渣又加少许，煎汤两盅，分三次温饮下，饮完晚间即觉清爽，一夜安睡，至黎明时少腹微疼，连泻三次，自觉伏气之热全消，再自视舌苔已退去一半，而芒刺全无矣。"（《医学衷中参西录》）

2. 刘沛然以身试细辛

以善用大剂量细辛著称的河北名医刘沛然，为了探讨细辛用量，曾自服5钱未觉不适，"随之自饮量亦逐步增加，以身试药。……有一次竟喝下120g生药药汁，体验服后与饮前无何不适之感，各种检验亦无何变化。掌握了第一手资料，从而大剂量的使用细辛。"他用细辛最大量一次用至220g，治好过不少疑难杂症和危重病症，著有《疑难病证倚细辛》，今举书中三例以飨读者。

（1）颌下神经麻痹

张某，男，40岁，公安处长。1964年11月26日，左下颌纤维瘤术后神经麻痹，约一月余。口歪，左口角及唇垂坠，麻木感，饮水不便，咀嚼无力，吞咽塞噎，左臂亦麻木，舌强，鼻中沟变浅斜，脉取缓悠。术后伤正，邪客上络，本失其用，运衡相失。治宜通络解络，运抚肌原。小续命汤加味：桂枝10g，白附子6g，川芎6g，蝉蜕21g，麻黄3g，赤芍21g，杏仁12g，防风6g，红花15g，生石膏（先煎）15g，苏赤木21g，细辛（后入）15g，钩藤（后入）21g，鲜姜片。水煎服。

1965年1月3日，共诊4次，服药24剂，每剂加细辛量15g，后6剂加至细辛60g。逐渐痊愈。

（2）动脉栓塞脉管炎

李某，女，48岁。1963年3月12日住院：右足拇指坏死，已露骨，部分皮肉黑暗，疼痛难忍，尽夜不得休息。查：冷厥，足背脉及踝骨脉未摸到，几次要求截肢。李院长邀诊。此症阳微血弱，足厥冷，血不达其络，久而荣涸肌腐坏死脱疽。零落症。治宜回阳通渗复脉，当归四逆汤加味：当归60g，桂枝20g，赤芍21g，细辛（后入）90～120g，通草10g，天仙藤21g，路路通5个，红花21g，嫩桑枝60g，茜草15g，卷柏21g，萆薢21g，附子15g，甘草10g，大枣20枚。

4月30日：连服40剂（有时6小时一次，每次须药液量400mL），服40剂。痛早已止，遂而坏死愈合，温度及色泽恢复，脉取可见但微弱。出院继服50剂（原方时加蔓荆21g，浮萍30g）。

1978年复查健康无恙，偶在街上遇见，仍未复作。

（3）老年远端动脉硬化症

陈某，男，73岁，印度尼西亚人。1975年6月13日来唐山医治，双脚肿痛已三年之久，走路困难，腰脊作酸，腿乏力，痛则由足至膝皆困感。形气充盛，痰湿之质，两下肢皆肿，足踝部已没踝，双足趾末梢色泽黑绛，温度低。左足食趾局限性干性坏死，温度低于右。血压160/110mmHg。寸口脉弦硬。左腘及跌阳脉、踝动脉皆微弱。不能适履，下榻行动及步履困窘。在印尼诊断为动脉栓塞脉管炎。

与骨科主任医师李宝魁共诊为老年动脉硬化症。老年痰湿有余于上，肾水空虚于下，腰脊作酸，尤其是远络营卫不克宣通，血弱阳虚，足肿如着靴，又兼下络血亏，荣液易耗，阴阳气不相顺接。治宜充阴旺血，通阳奋厥，渗利节络。方用当归四逆汤加减：当归24g，茄根15g，桂枝12g，赤芍24g，细辛（后入）30g，通草12g，浙贝15g，浮萍15g，漏芦9g，穿山甲6g，怀牛膝15g，巴戟天

21g。水煎服。另服金钱百花蛇，每次一条，为极细面，药汁冲服。

6月17日：送服4剂，足肿显著减轻，各部脉管显露。左趾温度与右趾温度相称。步履轻便无痛楚，着履自如，皮色沉着改变。确守其法。前方减漏芦，加萆薢24g，骨碎补24g，细辛增至60g，金钱白花蛇如法服用。

6月28日：继服9剂后，肿胀完全消失，症状痊愈，步履、跑步自如。患者对中国大夫赞不绝口，将原方带回印尼。

3. 李可与弟子尝附子

李可对附子类峻烈药物，主张亲口尝试，了解其毒性："既然要用附子，就得了解附子。书上写过不如自己用过更踏实。因此，从我开始到第二、第三代弟子，无一例外的亲尝附子，患病则亲自处方服药。所以能做到心中有数，从不失手。""我初用附子、川乌时自己心中也没有把握，自己煎药来尝，尝到多少分量的时候出现毛病，出现问题。为了万一发生中毒，准备绿豆汤，蜂蜜。实验的结果30g、50g根本没有问题。""最多时附子100g，体验一日夜各时段的感应。有的吐出恶臭未消化食物，或放臭屁，泻下恶臭稀便等，皆是人体自我修复功能启动之排病反应，属于正常范围。"此外，像细辛、生半夏、吴茱萸等，李可都亲口尝过。下面列举李可重用附子效案。

（1）肺心病心衰、呼吸衰竭合并脑危象

闫某，男，60岁。1995年3月24日凌晨4时病危邀诊。诊见患者昏迷不醒，吸氧。面如死灰，唇、指、舌青紫，头汗如油，痰声辘辘，口鼻气冷，手冷过肘，足冷过膝，双下肢烂肿如泥，二便失禁，测不到血压，气息奄奄。询知患阻塞性肺气肿、肺心病代偿期达 10 年。本次发病 1 周，县医院抢救 6 日，病危出院，准备后事。昨夜子时，突然暴喘痰壅，昏迷不醒。县医院内科诊为"肺心病心衰，呼吸衰竭合并脑危象"，已属弥留之际。切脉散乱如雀啄屋漏，移时一动。前人谓，凡病情危重，寸口脉难凭，乃按其下三部趺阳、太溪、太冲三脉，尚属细弱可辨。此症子时濒危未死，子时后阴极阳生，已有一线生机。至凌晨 4 时，十二经营卫运行肺经当令，本经自旺。病情既未恶化，便是生机未绝。遂投破格救心汤大剂，以挽垂绝之阳而固脱，加三生饮豁痰，麝香辟秽开窍醒脑而救呼吸衰竭：附子 150g，干姜、炙甘草各 60g，高丽参 30g（另炖浓汁兑服），生半夏 30g，生南星、菖蒲各 10g，净山萸肉 120g，生龙牡粉、活磁石粉各 30g，麝香 0.5g（分冲），鲜生姜 30g，大枣 10 枚，姜汁 1 小盅（兑入）。病情危急，上药加开水 1.5 公斤，武火急煎，随煎随灌，不分昼夜，频频喂服。

3 月 25 日 6 时二诊：得悉于半日一夜内服完上方 1 剂。子时过后汗敛喘定，厥冷退至肘膝以下，手足仍冰冷。面色由灰败转为萎黄，紫疳少退，痰鸣大减。呼之可睁眼，神识仍未清。六脉迟细弱代，48 次 / 分，已无雀啄、屋漏之象，回生有望。嘱原方附子加足 200g，余药不变，日夜连服 3 剂。

3 月 26 日三诊：患者已醒，唯气息微弱，声如蚊蚋，四肢回温，可以平卧，知饥索食。脉沉迟细，58 次 / 分，已无代象。多年来喉间痰鸣消失。其妻告知，昨夜尿湿大半张床褥，腿已不肿，正是大剂量附子破阴回阳之效。真阳一旺，阴霾自消。病已脱险，元气未复。续给原方 3 剂，去生半夏、生南星、菖蒲、麝香。附子减为 150g，加肾四味（枸杞子、菟丝子、盐补骨脂、仙灵脾及胡桃肉）各 30g 温养肝肾精气以固脱。每日 1 剂，煎分 3 次服。

3月30日四诊：诸症均退，食纳渐佳，已能拄杖散步。计前后四诊，历时5天，共用附子1.1公斤，山萸肉0.75公斤，九死一生垂危大症，终于得救。（《李可老中医急危重症疑难病经验专辑》）

（2）血栓闭塞性脉管炎

高某，51岁。患者于1941年护送抗大学员赴延安时，大雪封山，雪深没膝，冻死7人，冻掉手指足趾多人。本人虽幸得肢体完好，但已受严重冻伤。1966年发现双下肢冷痛，多次住院治疗无效，1976年病情恶化。在山医一、二院等医院住院7个月。确诊为脑动脉硬化、心肌下壁梗塞、双下肢血栓闭塞性脉管炎。后又赴晋中二院接受下肢放血疗法无效，建议高位截肢。绝望之下于1976年9月7日求治于余。诊见双下肢膝以下冰冷，左侧尤重，足趾青紫，电击样剧痛日夜不休，左上下肢麻本。胸部憋胀刺痛，发作时以硝酸甘油片维持。脉沉细迟微，双足背动脉消失。面色苍白晦暗，畏寒神倦。此证由寒邪深伏血分，痹阻血脉，已成真心痛及脱疽重症。且病经30年之久，已成沉寒痼冷顽症，非大辛大热温通十二经表里内外之乌头，附子猛将不能胜任。遂拟当归四逆汤合乌头汤，加虫类入络搜剔，麝香辟秽通窍，合而为大辛大热，开冰解冻，益气破瘀，通络定痛之剂：生芪240g，附子、当归各60g，川乌、丹参、黑小豆、川牛膝、防风各30g，麻黄、桂枝、细辛、赤芍、桃仁各15g，油桂10g，吴茱萸20g（开水冲洗7次），另用麝香1g，炮甲珠5g，生水蛭3g，全虫3g，蜈蚣2条研粉分冲，蜂蜜150g，鲜生姜40g，大枣20枚。加冷水2500mL，文火煮取500mL，对入黄酒500mL，日3夜1服，4剂。

余住其家，寸步不离，以使家人放心。服1剂，当夜安然入睡。又连服3剂，诸症均退。原左足大趾内侧之溃疡亦收口愈合，心绞

痛及下肢电击样剧痛亦消失。后患者注射毛冬青针 15 盒，遂痊愈。（《李可老中医急危重症疑难病经验专辑》）

4. 张锡纯腮肿用三七

乙丑孟夏末旬，寝时甚热，张锡纯睡正当窗，醒时觉凉风扑面袭入右腮，因睡时向左侧也。至午后右腮肿疼，知因风袭，急服西药阿司匹林汗之。乃汗出已透，而肿疼依然。迟至翌晨，病又加剧，手按其处，连牙床亦肿甚，且觉心中发热。于是连服清火、散风、活血消肿之药数剂。心中热退，而肿疼仍不少减，手抚之肌肤甚热。遂用醋调大黄细末屡敷其上，初似觉轻，迟半日仍无效，转觉其处畏凉。因以热水沃巾熨之，又见轻。乃屡熨之，继又无效。因思未受风之先，头面原觉发热，遽为凉风所袭，则凉热之气凝结不散。然气凝则血滞肿疼，久不愈必将化脓。遂用山甲、皂刺、乳香、没药、粉草、连翘诸药迎而治之。服两剂仍分毫无效。浸至其疼彻骨，夜不能眠。踌躇再三，恍悟三七外敷，善止金疮作疼，以其善化瘀血也。若内服之，亦当使瘀血之聚者速化而止疼。遂急取三七细末二钱服之，约数分钟其疼已见轻，逾一句钟即疼愈强半矣。当日又服两次，至翌晨已不觉疼，肿亦见消。继又服两日，每日三次，其肿消无芥蒂。（《医学衷中参西录》）

按：此症因受风袭而右腮肿疼，连用发汗、清火、散风、活血消肿之药，大黄外敷，俱不见效。最后用三七细末服之，收效之快，出乎意料。此非亲身试验者，难以体会三七消肿之功。

5. 吴蕴初与怀山药

吴蕴初（1891—1953）曾留学日本，专攻化学，回国后刻苦钻研，终于研制味精获得成功，后又苦心经营，创办了上海天厨味精厂，成为上海著名的民族资本家。吴患有糖尿病，延医诊治，注射当时治疗糖尿病的最新特效药，竟然毫无效果。有人劝吴氏改服中药黄芪、山药。于是，吴蕴初口服黄芪，并且亲自化验小便，查尿糖，一星期后，其病如故，并无改观。后来改服怀山药，每天同样查小便。自从服用山药后，尿中糖分逐渐减少，未几，病竟霍然而愈。

按：有一种说法，西医是实验医学，药物是在试管、动物身上实验出来的；中医是经验医学，药物是在治疗实践中验证出来的。试观此案，是像那么回事。

6. 西医亲验金钱草

下面这个故事虽非医家亲口体验药物，却是一个西医在病人身上详细观察用药之记录，应该切实可信。

民国时期，著名西医缪永祺对膀胱结石用中医古方治疗，"曾屡次试验，实无效果可言"。所以，缪氏主张"惟西医之剖取术，至为可靠。"1919 年 7 月，缪去香港，途经石龙处拜访了老友陈紫泉，见其呻吟在床，遂问其故。

陈曰："今患砂淋证，本欲函请先生来调治，今适来甚佳。前二十余天，小便刺痛不利，滴沥而下，而今不独不愈，且渐加甚。延数医治之，皆无寸效。"缪以手抚其腹，确为尿潴留，于是借导尿管以排尿，顺便用导尿管探其膀胱，果探得二石。一大如胡桃，一大如雀卵，坚实而圆。陈请缪氏为其治疗，缪告之："欲根治之，必须剖取。"陈说："吾宁死，亦不愿就此麻烦之治疗。"

两个月后缪再访陈某，陈欣然有喜色，取一小白钱罐给缪看。

缪视之："内有半罐极细之砂，此砂何处而来？"陈答："先生前言吾之砂淋，除西法剖取外，实无他法。今则只服一味草药，而能将膀胱内之砂石打碎而出。此即由小便溺出之砂也。先生轻视中药，特留以待先生之研究也。"缪讶其神奇："余意砂在膀胱内，又如是之大且坚，虽用药直浸此石，亦难使其化至如是之微。假如虽有药能化至如是之微，必不能入口；可入口之药，焉能有此之猛力？即使有此之猛力，坚硬之石可化，岂人身之柔软脏腑不能化呢？余有此疑团于心，故不信其言也。可否为余再一探乎？"陈答："可以。"

于是，缪又借来导尿管探之，确不能探得二砂石，始信其言不谬而讶其药之奇。缪问："此为何药？"陈答："受一客人口传，即取出数扎与吾看，乃金钱草也。你可将此草带回，为将来之试验。其用法乃用一扎，约十两重，煎一大壶水，作茶饮，越多饮越妙。吾不过饮五六大壶，而竟获愈矣。"

缪氏将此药带回，遇一小便刺痛之人，以至点滴不出，经探其膀胱，见有结石二三枚，大如荔枝核，即给予金钱草3扎，服后排出砂石颇多，小便刺痛大减，服三四次后，溺已无砂而愈。1924年，缪氏又遇一农人，患砂淋七八年而来求治，经探查有鹅卵大结石，另有两枚如桂圆核大小，服用金钱草4扎后，尿出砂石甚多，由此而愈，缪氏由此深信金钱草化石之功。

二十五、妙用开表治杂病

民国某年夏季，丁甘仁的一位幼辈患了痢疾，丁老先生用了治痢方药多种，竟然不效，迁延月余，总是身热不退，下痢不止，不免心焦。忧思之际，四川名医唐容川来到上海，名家相见，交谈甚契。丁老先生怜幼心切，特邀唐氏诊治。一番诊视之后，唐氏拟以人参败毒散治之。丁老先生深觉有理，表示赞同。服药一剂后，病人身热即退，再剂下痢亦止。当时上海广为流传，一者盛赞丁老先生虚怀若谷，二者钦佩唐容川经验丰富。

按：痢疾夹表，必须先解其表，而后攻里，喻嘉言首倡此论，称之为"逆流挽舟"："外感三气之热而成下痢，其必从外而出之，以故下痢必从汗先解其外，后调其内。首用辛凉以解其表，次用苦寒以清其里，一二剂愈矣。失于表者，外邪但从里出，不死不休，故虽百日之远，仍用逆流挽舟之法，引其邪而出之于外，则死证可活，危证可安。治经千人，成效历历可纪。"（《医门法律·痢疾论》）唐容川继承此法而有所得。

中医的"表"多指肌表，表证是指外邪侵袭肌表所致症状，如"麻黄八症"即为典型表现。解表法即指解除表证的治疗方法，通常意味着以麻黄、桂枝、细辛为代表的辛温药物的应用，当然也包含辛凉药物在内。

表证固然需要解表，表不解则病无以除，"常须识此"。但是没有表证，是否就不能用解表法呢？不然。人身一体，表里相通，表气通则里气和，表气闭塞则里气逆乱。如朱丹溪治一男子小便不利，前医治以利水之药，病情益发加甚。丹溪诊之，右寸脉颇弦滑，以宣肺解表之法治之，小便大利而愈。丹溪打了一个比喻：此是积痰在肺也。肺为上焦而膀胱为下焦，上焦与下焦相通，今上焦闭则下焦塞，"比如滴水之器，必上窍通而下窍之水出焉"——犹如茶壶盖上必须开一个孔，若没有这个孔，壶嘴里倒不出来水。由此揭示了"提壶揭盖"——宣肺以利水的道理，其法主要用于某些水肿或尿闭之证，用常法不效时，可参用解表宣肺之品，以期起到开上窍而通下窍之功，至今已是中医治疗水肿很常用的方法。

由是可知，解表之奥妙，并不单在一个"表"字上，无表证亦可以解表。古人又称解表为"开表"，编者看法，解表的概念，意味着有表证必须予以解除，开表则意味着虽无表证也可主动使用解表法。打个比方，屋里如果闷热，必须开窗以通风换气；那么即便室内并不闷热，也可以打开窗户，求得空气流通，解表与开表似乎有这么一点区别。

表气通则里气和，外疏通内畅递。古今名医演绎了许多运用开表法治愈内伤杂症的精彩案例，读来令人大开眼界。

---

1. 复视治以麻黄汤

刘某，男，54岁。两月前突然发病，视一为二，有时视物变白色。除此全身无明显不适和既往病史。舌淡红，苔白黄微腻、稍紧密。白睛微现淡红血丝。此为寒湿之邪入侵手太阴肺经，形成视歧。法宜散寒湿，利肺气，通经脉，以麻黄汤加减主之：麻黄10g，杏仁12g，法夏12g，甘草10g。

上方连服六剂，复视消失，视觉恢复正常。(《范中林六经辨证医案选》)

按：前人对麻黄汤之运用，其要不外太阳"麻黄八症"。范氏对其应用巳大大超过上述诸证，许多内伤杂病运用之，亦多获效。此例复视，并无"麻黄八症"而用麻黄汤，即是一例。

2. 逆流挽舟治痢疾

（1）清代朱某，年六十岁外。初秋患痢，其证恶寒发热，脉浮而数，头疼身痛，目赤口干，而又腹痛，痢下脓血，不离秽桶。此虽挟表之证，其势甚危，乃疫毒痢也。表里皆病，必须先解其表，而后攻里，正合败毒散加陈仓米，乃属仓廪汤之证。遂以羌活、独活、柴胡、前胡、川芎、茯苓、枳壳、桔梗、甘草、陈仓米，日投二剂，身得微汗，表热里痢皆减半。浮脉虽平，而虚数不敛，此高年气虚，即以前药遵古方加人参一钱。二剂遂大汗通身，热退痢止，邪从外解，竟不须攻里矣。（《素圃医案》）

（2）陈玉生秋间病疟，截药乱投将一月，疟未止而又病痢，疟痢并作者又数日矣，最后延余诊。其脉尚浮弦有力，盖疟邪因截，不得外解，内搏作痢，邪犹在半表半里之间。以仓廪汤本方，不用人参，即败毒散加陈仓米也。连进四剂，令其取汗，上身得汗而疟止，再进二剂，通身得汗而痢止。（《素圃医案》）

3. 续命汤治破伤风

武官贡某，年二十余，挖耳时为同辈所戏，竟以铜乞刺通耳底，流血不止。延外科治耳，初不以为楚，仍行走街衢如常。旬日间即头痛，又延内科治之益甚。迎余往治，则头痛如破，身体僵直，烦躁面赤，脉弦而紧，仰卧于床，口流脓血。余沉思良久，以为此必破伤风也。检前所服之药皆石膏、栀子、芩连，作火头痛治。病人云：口吐脓血，不是喉出，不知从何而来。予曰：此的系破伤风矣。脑中脓血，流入鼻内窍，而渗于口中，非由咯吐而出也。破脑伤风项强，已属不治，此幸未有汗厥冷。用小续命汤重加桂枝、附子、干姜，去黄芩，一剂微汗，头痛减半，两剂颈柔。十数剂后，耳内结痂，脑涎亦不流，但其耳褎然无闻矣。(《素圃医案》)

按：此案头痛如破，身体僵直，烦躁面赤，脉弦而紧，诊为破伤风，似属外邪之风，选用小续命汤去黄芩，竟收良效，实堪借鉴。

4. 提壶揭盖治癃闭

吴某，男，36岁。1984年2月15日就诊。患者以捕捉鱼虾为生，经常涉水淋雨，三日前突然畏冷发热，无汗，咳嗽声重，痰白而稀，伴小便点滴不畅，小腹胀急疼痛不可按，痛苦难以言状，而延余诊治。脉浮，舌苔薄白，此乃风寒犯肺，肺气郁闭而致尿闭不畅。盖肺为水上之源，主通调水道，下输膀胱，今肺受风寒之邪所袭，宣肃失司，上源不清，通调无权，水不下输膀胱，致下窍不利。治宜辛温宣肺，开上窍以起下窍之法。方用麻黄汤加味：麻黄15g，桂枝、杏仁各9g，甘草6g，怀牛膝30g，葱白3茎，水煎温服。1剂尽小便通畅。(《福建中医药》1987年第1期)

5. 身肿妙选败毒散

吴某，腋下肿痛，将欲作毒，疡医外用敷药已愈。随即遍身微肿，饮食二便如常。复延幼科，以消导利水之药，倏然头痛潮热，肿势甚急，肾囊肿大，状若水晶，饮食顿减，神气困倦。更医又议理脾利湿，医者病家见症甚暴，疑而未决。

余谓五行之速莫如风火，盖因气血凝滞，始发痈毒，未经疏散，气血不宣，加以寒冷抑遏，致令邪气内攻。凡阳气被郁之症，必当疏通经络，启发皮毛，庶几肺气宣达，外则腠理舒畅，内则水道通调，原肺主一身之气化也。今肺气窒塞，与消导利水、理脾行湿何与？疏方以人参败毒散，加苏叶、防风、杏仁，助以热稀粥，令其皮肤津津，连服二剂而消。蒙称奇治，窃笑世医一见肿症，辄称肿症多湿，咸趋利水，见余发汗便觉诧异，曷知《内经》治肿诸法，有开鬼门之例乎？（《谢映庐医案》）

按：此案遍身微肿，未用麻桂类开表，而用人参败毒散颇为切当，以其先发痈毒，该方当有"败毒"之功。

6. 麻黄汤治疗黄疸

湖南陈华医师1976年冬晨出诊，系一老叟农夫呻吟在床，问其病由，知其近因兴修水利当风，复淋大雨；夜间感觉不舒，继而怕冷，盖被两床无济于事。一身酸痛，心中烦闷，饮食不思，小便涩少。坐而视之，举家惊恐，其面目黄染如橘，形体亦然。舌苔薄黄少腻，脉象浮紧而弦，此乃伤寒表实发黄之症。所谓"无汗，小便不利，肾病发黄"者，此之谓也。麻黄连翘赤小豆汤本为此而设，然此证寒之有余而热之不足，且发表之力逊者，料难逐邪。遂投以发汗峻剂麻黄汤大散表邪，加茵陈10g利尿退黄。药仅二帖，患者诸症悉除。他曾以此法治类症三例，均效如桴鼓。（《岐黄用意——巧治疑难杂症》）

7. 久泻巧用麻黄汤

瞿某之子，年约二十左右，患泄泻如注之症。时医或用利水，或用温燥，或用涩敛，均属无效。延已匝月危在旦夕。

予见其形容憔悴，食不欲进，疲惫不堪，泄泻仍频。切其脉，左浮紧，右虚散。予曰小溲必不行，渠曰小便数日不解。即用麻黄汤加别直参六钱，煎服一剂，而泄泻顿止。(《治病法轨》)

原按：用麻黄汤而治久泄，为亘古以来未有之治法。予因其脉浮紧，为必用麻黄汤，缘其水不归入膀胱，均归于大肠而出者。由于寒邪外束，以闭其毛孔也。毛孔者膀胱之门户也，毛孔一开，则膀胱之下口亦开，其水即得从小便而出，不归于大肠而出矣。犹滴水之器，上口启而下口亦通矣，即此理也。后元通市张敬之亦患泄泻，百药无效，因其脉浮紧，亦用此法以治愈。可见凡百病症之变化无穷，岂可绳师成法而治之哉。

8. 暴盲径与麻黄汤

2000 年秋，一位 37 岁农妇患原发性高血压 18 年，由于暴怒引发蛛网膜下腔出血，昏迷 48 小时，醒后暴盲。诊见寒战、咳逆无汗，查颅内血肿、水肿，双眼底出血、水肿。眼科名家陈达夫先生目疾六经辨证大法有云：凡目疾，无外症而暴盲，为寒邪直中少阴，玄府（毛孔）闭塞所致，当用麻黄附子细辛汤温肾散寒。附子温少阴之里；麻黄开太阳之表，即是启玄府之闭；细辛直入少阴，托邪外透。李师见此妇禀赋素壮，症见寒战无汗，纯属表实，与少阴无涉，遂径与麻黄汤一剂令服。次日诊之，夜得畅汗，小便特多，8 小时约达 3000mL，头胀痛得罢，目珠胀痛亦止，目赤亦退，血压竟然复常，已可看到模糊人影。又以通窍活血汤冲服水蛭末 12g，调理一段，终于复明，左、右眼视力分别为 1.2、0.8，病愈 3 年后随访，血压一直稳定。(《中医是无形的科学》)

原按：麻黄、桂枝升压，现代药理已成定论，近百年来已列为脑血管类病用药禁区，这几乎成了每个中医的常识。而李师却用麻黄汤治愈不可逆转的高血压，岂非怪事？其实不怪，李师之所以成功治愈此病，就是因为他未受西医药理的束缚，而是用中医理论去分析本案病机。即由于寒袭太阳之表，玄府闭塞，寒邪郁勃于内，气机逆乱上冲。邪无出路，遂致攻脑、攻目。邪之来路即邪之出路，故用麻黄汤发汗，随着汗出，表闭一开，邪从外散，肺气得宣，水道得通，小便得利，郁结于大脑及眼底之瘀血、水肿亦随之而去，脑压迅速复常。

9. 开表法治疗便秘

农民谢某，年 25 岁。先病感冒未解，寻又大便不利多日，但腹不痛不胀。诸医偏听主诉之言，皆斤斤于里证是务，频用大小承气汤。大黄用至半斤，芒硝达乎 120g，且有投备急丸者。愈下而愈不通，日渐加剧矣。病家忧惧，因请名医赵守真诊治。

其脉浮而略弦，问答不乱，声音正常。据云：口苦胁痛，多日未食，最苦者两便不通耳。细询左右，则谓："患者日有寒热，寒时欲加被，热则呼去之，两月来未曾一见汗。头身时痛，常闻呻吟，是外邪尚未尽耶？"赵闻之恍然有悟：是病始由外感未解而便闭，屡下未行，乃因正气足以驱邪，邪不内陷尚有外出之势，故下愈频而气愈闭，便愈不通，此由邪正之相持。从其腹不胀不痛知其内无燥结，况发热恶寒之表证始终存在，岂可舍表以言里。今当依据现有病情，尤以发汗解表为急，表去则里未有不和者。证见脉弦口苦，胸胁满胀，病属少阳，当用柴胡和解；头身疼痛，寒热无汗病属太阳，又宜防、桂解表。因拟柴胡桂枝汤加防风，服后温复汗出，病证减轻。再剂二便通行，是即外疏通内畅遂之义。遂尔进食起行，略事培补，日渐复元。(《治验回忆录》)

按：此症便秘可谓严重，"频用大小承气汤，大黄用至半斤，芒硝达乎120g，且有投备急丸者，愈下而愈不通"，可知症情之顽固。不知关键是忽略表证存在，便秘是因表未解而里不和引起，以柴胡桂枝汤两解太阳少阳，外疏通而内畅遂，未用一味攻下之品，顺利解决问题。"伤寒乃病中之第一症，而学医者之第一功夫也。"徐灵胎此话提示，体表乃人身第一道藩篱，伤寒袭人先犯体表形成表证，乃常见之"第一症"，把好这一关至关重要，所谓"医者之第一功夫也。"

10. 卒病痼疾先开表

松江王孝贤夫人，素有出血之证，时发时止，发则微嗽。此次感冒变成痰喘，不能着枕，日夜伏几而坐，将近不能支持。先有常州名医法丹书调治无效，因请徐灵胎诊治。徐诊毕曰："此小青龙证也。"法丹书曰："我固知之，但弱体而素有血证，麻桂等药可用乎？"徐曰："急则治标，若更喘数日则立毙矣。且治其新病，愈后再治其本病可也。"法曰："诚然！然病家焉能知之？治本病而死，死而无怨。如用麻桂而死，则不咎病本无治，而恨麻桂杀之矣。我乃行道之人，不能任其咎。君不以医名，我不与闻，君独任之可也。"徐曰："然。服之有害，我自当之，但求先生不阻之耳。"遂用小青龙汤，服后气平就枕，终夜得安，再经调理乃复其旧。(《洄溪医案》)

按：问答之间，两人之医术、胆识，立分高下。此案素有出血之症，此次感冒变成痰喘，将近不能支持。法丹书认为"弱体而素有血证"，麻桂等药不可用。仲景云："夫病痼疾，加以卒病，当先治其卒病，后乃治其痼疾。"这是一个重要原则，徐灵胎深得经旨。因为卒病易除，故当先治；痼疾难拔，故宜缓图，切勿使新邪得助旧疾也。

二十六、不失人情巧逢迎

清代光绪年间，苏北盐城有一盐商的太太高氏，年逾花甲，自以为身体亏虚，大进滋补，渐成胀满之证，求治于医。诸医知道她喜好滋补，不敢言攻，唯投其所好，屡进补益，愈补愈胀，以至形体日渐羸瘦，精神倦怠，病卧在榻。盐商心急如焚，闻听兴化名医赵海仙医术高超，善治沉疴重症。遂星夜赶赴兴化向赵海仙求医。海仙详询病史，察色按脉后心里寻思：此乃"大实有羸状"——表面上看是虚证，实际却是实证，按理应当攻泻，再用补法只能增病。然而攻下之剂，盐商阔太太肯定不从。于是，想出一法，嘱其购买上等好龙眼一斤，要求外壳完好无损，然后加水煎煮，服其汤汁。盐商立刻差人办理，连服三日，大泻数次，胀满消除，神情转佳，就此而愈。盐商大喜，重礼酬谢。有学生问道："龙眼本是补血之药，何以有此奇效？"海仙笑道："此法名义上是服龙眼，实际上是进服大黄。"学生恍然大悟。原来当时商家出售龙眼时均以"大黄粉"为衣，显得黄亮鲜泽，以此招揽顾客。完好无损的带壳煎煮，只能煎得大黄，里面的龙眼肉则全然无效。

按本案盐商太太喜补畏攻，其证属里实，不攻又不行，怎么办？赵海仙不仅医术高超，且人情练达，故能出此策变通治之。表面进补以顺其所喜，实际用大黄攻之，医患各得其所，兵书讲"明修栈道，暗度陈仓"，此之谓也。

遇到这种世俗人为的情事阻碍，一般医者颇难措手，恐怕只能无功而返。然而名医毕竟不同一般手眼，他们行方智圆，曲尽人情，随机应变，将本难措手之疾变通治愈，展现了高超的应变技巧。

前贤说过："医者，依也。依人性情也，依人寒热也，依人虚实也，依人土宜也。医之为道，全在依人，最忌执己见也。"（《宝命真诠》）是说治病既要"依人寒热，依人虚实"，即依据病情；还要"依人性情"，"依人土宜"，即要照顾到病人的性情好恶，乡土风俗。与流行的"医者，意也"不同，这种"医者，依也"的认识颇为独到，但确实具有道理。从根本上说，这也是以人为本精神的体现。

李中梓有"不失人情论"："所谓病人之情，五脏各有所偏，七情各有所胜……动静各有欣厌，饮食各有爱憎……富者多任性而禁戒勿遵，贵者多自尊而骄恣悖理……贫者衣食不周，况乎药饵；贱者焦劳不适，怀抱可知，此调治之不同也……有参术沾唇惧补，心先痞塞；硝黄入口畏攻，神即飘扬，此戒心之为害也。"（《医宗必读》）

治病要不失人情，除了辨证诊治，还要考虑到病人的性情、禀赋、心理需求等因素，如"富者多任性"，"贫者衣食不周，况乎药饵"，有"惧补"者，有"畏攻"者……为了治病，就要圆通活法处理之，姑且顺从病人想法，不要拂逆患者心思，否则"精神不进，志意不治，故病不可愈"。

许多名医能像赵海仙一样，遇到不懂事理，固执己见甚至刁钻的病人，都能既不失人情，又要治病，圆通活法，达到医患双赢的效果。

---

1. 食疗巧治吴稚晖

国民党元老吴稚晖有个怪脾气，自谓："我是一生一世不吃药的，只靠自己身体上大自然的力量来恢复健康，吃多了药或是吃错了药，反而会送命，所以我认为医生都是阎王的帮凶。"有一年，他患了急

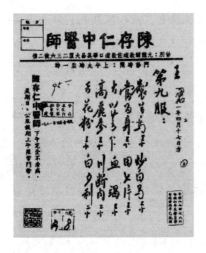

性肠炎，大泻特泻，有时不待入厕，大便已经泻出，肚子疼得厉害。友人为他请了沪上名医陈存仁出诊。事先言明吴氏怪脾气，让他装作探望，见机行事。陈到了寓所，吴刚刚泻完，有些喘促，"头昏眩晕，不能支持"。看到陈存仁后他说："我尽管泻，绝不吃药的，虽然你是医生，休想劝我吃药。"陈说："你不吃药我也赞成，绝不勉强，但你平时吃不吃水果，像山楂、石榴之类？"吴说："只要不是药，我都吃。"陈叫人去买山楂炭五钱，石榴皮八钱，当即煲汤饮下。一小时后，吴氏感到"肚里咕噜作响，肚痛倒好了"，又喝了一次。第二天，陈存仁再去，吴说："泄泻已经给你搅好了。"（《银元时代生活史》）

　　按：吴氏似应属于"自用意而不任臣（医）"者流，陈存仁巧与周旋，借寻常食物治之，山楂消积，石榴皮止泻，竟然治愈，真乃"不失人情论"之良医也。

2. 山参煅灰治贵妇

　　20世纪20年代末，安徽省主席的老母亲患病高烧不退，曾请日本、德国医生治疗不效。经人推荐，名医冉雪峰前往治疗。详询病情诊脉后，开出处方：北柴胡、丹皮、鲜生地、元参、花粉、知母。另加药引："上好野山参一两，瓦上煅为白灰，煎汤作引。"老太太服药后果然奏效，继续调理，不数日而愈。事后，这位省主席送冉氏一部殿版《古今图书集成医部全录》。该书用宣纸铜版印刷，十分精美，一共只发行了50部，十分珍贵。

同仁多有不解，冉之处方并无稀奇药物，何以有此等疗效？尤为奇怪者，野山参煅灰作药引，未见医籍记载，不知是何道理？冉氏解释说：这位老太太平日养尊处优，这次偶然感冒发烧，本非大病。奈何儿子官儿作大了，钱多了，小题大作，中西医请了不少，药物杂投，以致阴伤热炽。我用的药物本很普通，但这些贵人不信贱药。我把野山参烧灰作引，其实并不起药理作用，只起精神作用。老太太一看价钱贵，就认为是好药，其实真正起作用的是草药。众人叹服。

3. 用高丽参治其心

童心传，江西余江县名医。余江、贵溪、鹰潭一带传有"天上有神仙，地上心传先（先生）"之说。

1943年，国民党第26军军长丁治磐的太太患病请童心传诊治。告之曰：已请过多位上海、南昌名医，均无效果，太太骂他们是饭桶。童阅过前医处方，未置可否，然后书方。军长太太看到有几味补药，还外加高丽参五钱，很高兴，说："那些饭桶说我不能吃补药，难道那些普通的药能治我的病？童先生真是高明。"服药后几天，病即告愈。

有军医官向童氏请教，答曰："前医处方并不差，我所用的主药，与之并无差异。只是医生对病人的心理不可不捉摸。所以我用主药治其病，用高丽参治其心。高丽参对于太太的病，非但无益，反而有害，故又加了莱菔子，以纠正人参滋补之偏。"医官听罢，拍案叫绝。中药莱菔子与人参属于相畏之品，能够减冲人参的作用，一般不予同用。

按：这两位患者都是贵妇人，属于"贵者多自尊而骄恣悖理"

者流，"不信贱药"。冉氏与童氏摸透其心理，或将野山参烧灰作引，或虽用高丽参却又加莱菔子，纠正人参滋补之偏。既满足其心理，又不起药理作用，顺利愈病，尽显逢迎之巧。

4. 符水变通治愚人

清时，泸州道人韩飞霞，曾治疗一白虎历节风病人，患者关节肿痛，屈伸不利，十分痛苦。但其人信巫不信医，信符不信药。韩飞霞便想了画符治病的办法。他将具有涌吐泻下痰湿兼温经散寒作用的霞天膏、白芥末混合，把它当作墨汁，用毛笔写成符书，然后放入水中使其溶化，再让病人一次服尽。病人服后上吐下泻，排出黏痰臭水数斗之多，关节疼痛也随之而愈。有人说韩道人的符水有神灵，实际上是韩飞霞出奇制胜，根据病人心理采取的灵活治法。

按：对此等信巫不信医，信符不信药的病人，勉强用药也未必见效，所谓"精神不进，志意不治，故病不可愈"，说的就是这个道理。韩飞霞圆机活法，将药融于符中，尽显灵变之机。

5. 汤药变成药水喝

1916 年 8 月，孙中山赴绍兴视察时，专门约见名医裘吉生晤谈。此间，陪同前往的胡汉民先生患了痢疾，上吐下泻，一时颇急。裘吉生予以诊治，但胡汉民相信西医，对中医不太信任，不想服用中药。裘氏于是将中药煎好后装入玻璃瓶内，告之每次服一格，一天服 3 次，就像服用西药药水一样。胡汉民这回同意了，服之一宿而愈。孙中山很高兴，手书"救民疾苦"四字相

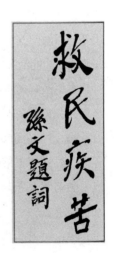

救民疾苦
孙文题词

赠。1929 年 3 月，全国中医界集会于上海，奋起反对"取缔中医案"，当时会场和报纸上都悬挂和刊登了中山先生的这幅题词，影响之大，自不待言。

按：胡汉民患痢却不想服中药，怎么办？还好裘氏将汤药装成西药药水，不违胡氏意愿，又能"一宿而愈"，实为圆机活法一例。

6. 巧借锯末治久病

郑钦安曾治一中年患者，自诉以抬滑竿为生，跋山涉水，沐风栉雨，饥饱不时，患有胸腹疼痛，呃逆嗳气痼疾。因为家贫无力医治，拖延已有数年，祈能赐一廉便良方。郑氏诊毕，告之："街头有家富户正做家具，可去讨些锯木屑末，每次用一小撮（钱许），再加生姜 5 片，煎汤送下，十日后再议。"病家半信半疑，遵嘱而行。十天后患者来谢，称多年痼疾竟已霍然而愈。

原来，街头富户在用檀香木打家具，如果直言取入药，恐富户吝啬不予，故托言取其锯末。用檀香理气舒胃，加生姜温中散寒，切中病机，价廉而效佳。

按：患者乃"衣食不周，况乎药饵"之贫者，"祈能赐一廉便良方"，郑钦安为患者着想，用此寻常木屑治此数年痼疾，不花一分钱，真善于随机用巧之良医也。所谓"竹头木屑，皆利兵家"是也。尤可钦佩者，数年沉疴旬日而除，可谓医术高明。

7. 进药巧劝茹素人

惜谷局王晓峰先生年六十余矣，自少茹素，荤味未尝下箸。时时头痛不止，服桑叶、钩藤等药无效。名医沈奉江劝之曰："此因不茹荤而五脏滋液枯槁，肝肾之阴不足，非用阿胶、龟胶等血肉有情之品不可。"王君曰："茹素已六十年余，不愿以荤味污我腹内清净之腑也。"嗣后头痛愈甚，先生又劝之曰："入药不为荤，何迂执乃尔？"后乃照前方服之，数日而痛止。(《医验随笔》)

二十七、能用食平疴可谓良工

浙江余姚县某富商的儿子患"小伤寒",久治未愈。病家请来医生会诊,有谓虚证宜补,有谓实证宜清,有谓虚热当用甘温,有谓虚寒当予温运,各执一词,致令病家无所适从。后邀名医范文甫赴诊。范视过病情,将前医之方一一掷于一旁笑曰:病将愈矣,何用服药。遂至田边拔来小白菜一把,嘱其煎汤服之。主人将信将疑,孰知服汤数日,病者寒热悉除。诸医请教,范曰:病已将去,虚热未除,胃气未升耳,故当升其胃气,此《内经》"食养尽之"之意也。(《范文甫专辑》)

按:此症若任庸医处治,杂药滥投,后果难以想象。范氏不愧大家,一眼看出本病乃"胃气未升",仅用小白菜既愈此等复杂之症,可谓深得"食养尽之"之旨。孙思邈说:"医者当须先洞晓病源,知其所犯,以食治之,食疗不愈,然后命药。""能用食平疴,释情遣疾者,可谓良工。"此语具有经典意义。仲景云:"药势偏有所胜,令人脏气不平。"而食养、食治则无此弊端,故能用食平疴者,可谓良工。许多名医都注意食养食疗,善于用食平疴,称得上良工。下面圈点一些典型案例。

---

1. 牛奶荜茇愈太宗

唐太宗李世民一次患了痢疾,腹中阵阵疼痛,腹泻频繁。太医们用了多种方法毫无效果。最后只好张贴皇榜,诏请天下名医治疗。有一名卫士官张宝藏曾患过这种病,就开方呈献太宗治疗,其方用牛奶煎熬荜茇服下。此方确实十分简单，想不到太宗服药后腹痛消失，腹泻很快止住，拖了多日的痢疾竟然告愈。后来，太宗的旧病复发，照方服用又治好了。太宗很高兴，关照宰相魏征提拔张宝藏为三品官。（唐·温奢《续前定录》）

按：《医宗必读》载述："荜茇定泻理心疼。"为温中止泻佳品。

2. 宋孝宗莲藕治利

宋孝宗性喜吃蟹，某年秋季正值蟹肥脐满，孝宗恣意大吃，得了下利之病，每天泄泻不止。众太医迭治乏效，满朝文武无不忧心。一日，太后偶然见街旁有严姓小药铺，差人去问能否治利。店主答曰："本店虽小，治利却是专利。"太后宣其进殿为皇上治病。严某诊了圣脉，知因过食湖蟹引起，心想蟹乃介类，性极阴寒，因凉致利本属常情，投以温药谅当收效。然朝中太医如云，岂有不知！此必常法已不中用，必须另想妙策。反复思忖，告以新鲜莲藕放入金杵臼内捣汁，加热酒少许冲服。服了几次，圣体果然得愈。太后大喜，将金杵臼赏赐于他，孝宗还封他作了医官，宋时称"防御"，故人称"金杵臼严防御"。（《养疴漫笔》）

按：明《本草经疏》已有藕"能解蟹毒"之记载。

3. 羊肉治疮口不敛

明代太学生蔡东之，年过五十，患背疽，经治疗已经溃浓，但疮口一直未收敛封口。时值冬月，兼见咳嗽不已。薛己告曰：疮口未敛，是脾气已虚；咳嗽不已是肺气受累，法当补脾。隔日，薛与蔡在宴席上相遇，薛见蔡不吃羊肉，劝他说："羊肉之补与人参相同，尽可食之。"蔡便开始吃羊肉。不过十来天，疮口已敛，咳嗽亦愈。

按：疮疽浓溃后而不收口，多由气虚引起。羊肉甘温，补中益气，气盛而能生肌，故可敛疮封口，薛己实为善用食疗食补者。有些医家认为羊肉属"发物"，对于疮疡等病应该忌口不食，观此案可知其非也。

4. 羊肉汤治疗褥劳

（1）周师母，产后，腹中苦寒痛。前医作气滞，久治无效。舌淡脉弱。处方：精羊肉 30g，当归 9g，生姜 12g。

病家云："吾腹痛日久，治之无效，特从远地请范老先生高诊，并非到小菜场买小菜，处方何用生姜、羊肉？一味当归能治病乎？"答曰："此仲景当归生姜羊肉汤，治虚寒腹痛甚效，服之当愈。"隔数日，病家前来感谢，谓药到病除，诸恙若失。（《范文甫专辑》）

（2）马彬五别驾（相当于州府长官助理），未出仕之十年前，夫人大产，去血过多，昏晕大虚。前医重用人参芪术，已虚回血止，饮食如常。惟昼夜卧于床，不能坐起，坐则头眩耳鸣，必睡下乃可。如此已七十日，日服人参四五钱不效，召余治之。

诊脉惟细迟无力，而饮食不减平时，肌肤声音似无病者。此产后不慎起居，肝肾气虚，肝虚不摄气故眩晕也。仲景谓之褥劳，久则成痿，用仲景之羊肉汤治之。用精羊肉二两，煮熟去肉，再以黄芪五钱，当归五钱，人参一钱，入汤煎熟，日服二剂。十日后即能起坐，二十日即可步履，回母家调治而痊。（《素圃医案》）

按：此案褥劳，"已七十日，日服人参四五钱不效"，用此羊肉汤而能治愈，足以证明食疗价值。

5. 豆腐渣治肠胃肥腻

张汉槎，简阳人，清道光年间官至兵部主事。晚年于医学尤多研究，精岐黄之术，乡中凡有病痛者，莫不延请。某官僚患病不能进食，求汉槎诊视。汉槎先索五十金，为制丸药之资，服药数日即愈。问汉槎："此系何证，所用何药，有如此神效？"汉槎笑而返还药金，曰："君病因肠胃肥腻，吾思善去脂垢者莫若豆腐渣滓，故以之为丸，是以偶中耳。"又问君："何不早言？"汉槎反问道："倘使君先知，肯服否？"

按：张氏能"洞见症结"，知其"病因肠胃肥腻"而起，巧用豆腐渣治之，颇具匠心。今人欲治肠胃肥腻，膏脂超标者，不妨一试。

6. 食粥救治虚脱症

一坊间贫人，素有失血咳嗽证，夏月过劳伤暑，次日发热而有汗。前医作伤寒治不效，又作中热治，禁食五日，忽大喘大汗，其父慌迫，急迎往视。则大汗淋漓，发喘不已。两手脉细如丝，尚不及一息三至，幸未厥冷。

余曰："外无伤寒形证，脉证欲脱，必误饿至此。"询其气从何处起，病者云从心下起。余曰："尚可治，若自脐下起，则宗气离原，不可治矣。"急以粥救之，食下喘甚，入胃片刻即喘定，少刻又喘。因思胃中空虚，粥入胃旋即下入肠，肠实而胃仍虚，所以又喘，须糜饭留胃乃可。续进饭一碗，汗即止，喘即定，稍停又进饭一碗，喘亦定。后徐徐进食，未药而愈。（《素圃医案》）

按：此症"外无伤寒形证"，前医并让"禁食五日"，乃至"脉证欲脱"，素圃断为"必误饿至此"，连续进粥三碗，"未药而愈"，确有见识。

7. 黄芪粥治疗顽固性水肿

范文甫曾治一妇人，产后肿胀，腹大如鼓。病初起于腹，后渐及全身，按之设指。诸医有认为水肿者，有认为气胀者，有认为血臌者，治之皆无效验，反而气急加甚。范氏诊其脉近芤，重按极虚，舌淡红。思之良久竟亦无良法，后忆及《冷庐医话》中治产后肿胀方，用黄芪 30g 煎汁，煮糯米半杯成粥食之，5 天后病愈。(《范文甫专辑》)

按：此案食疗效果简直胜过药物，令人称奇。现代名医岳美中亦喜用此法，治疗慢性肾炎蛋白尿颇见效验。

8. 萝卜丝汤开胃

赵某，年近三旬，孟秋季节患病风温，周身壮热，脉弦长有力。五六天不进饮食，一切食物闻之皆臭恶异常，勉强食之则吐。张锡纯以白虎加人参汤加代赭石治之，脉静身凉。唯仍旧不能进食，憎其臭味如前。张氏嘱用鲜萝卜切丝，用香油炒至半熟，再以葱酱作汤勿过熟烂，少调以绿豆粉令服之。汤作成时，令病人先尝少许，颇觉香美，须臾服尽 2 碗，继则饮食如常。(《医学衷中参西录》)

按：萝卜理气开胃，功效不俗，治此等严重恶食之症，令人惊异。

9. 荞麦面治泻

宋代有一壮年人患脘腹作痛之病，每痛即泻，泻亦不多，日夜泻四五次，两个月下来瘦弱不堪。用消食化气药均不见效。有一僧

人授给他一方：用荞麦面一味作饭，依法连食三四次而愈，转用他人皆获效验。(《简便方》)

按：既能治痛止泻，又属食物治疗，安全稳妥，荞麦面药用值得一试，孙思邈《千金药方》中已有记载。

10. 大枣巧治班禅活佛

抗日战争前，班禅九世活佛曾在杭州宣扬佛法，在灵隐寺主持盛大法会。因吃不惯当地斋菜，班禅患了肠炎，拉肚子。地方当局举荐西医替他治疗，"打针治疗后反而呕泻加甚"。恰逢名医陈存仁与丁福保等同游西湖，顺道谒见了活佛，"并代为处方，但班禅坚持不再服药。"陈存仁几经思考，令其仅服大枣汤，既可止泻，又能止呕吐。班禅欣然依法煎服。"因多日未进饮食，深觉枣汤味香气馥，连服数盅后便呼呼入睡，两日后呕泻全止。"班禅大喜，送了陈存仁几方哈达和几卷佛经。(陈存仁《津津有味谭》)

11. 屡用屡效神仙粥

明代李诩《戒庵老人漫笔》有验方"神仙粥"一首，既然称"粥"，当然是一个食疗方了。其方专治感冒风寒暑湿之邪，以及四时疫气流行，头疼骨痛、发热恶寒等症。初得一二日，服之即解。方用糯米约半合（50g），生姜五大片，河水二碗，于砂锅内煮一二滚；次入带须大葱白五七个，煮至米熟；再加米醋半小盏，入内和匀。乘热吃粥，或只吃粥汤亦可。然后于无风处睡之，出汗为度。此方以糯米补养为君，姜葱发散为臣，一补一发，而又以酸醋敛之，甚有妙理，非寻常发表之剂可比。岳美中认为该方治疗老人风寒感冒"功逾麻黄"——功效胜过以"开表发汗峻剂"著称的麻黄汤。

据称曾为某位国家领导人诊治，感冒数日，鼻塞头胀，西药迭进而乏效，垂询中医良法。岳氏即以神仙粥投治，嘱其顿服尽剂，小睡片刻，而后果然微似汗出，不适之症霍然若揭，"其效之捷，信乎其神！"

按：本方有歌诀云："一把糯米煮成汤，七个葱须七片姜，熬熟兑入半杯醋，伤风感冒保平康。"岳氏认为本方尤适用于年老体衰者感冒之症，常人风寒感冒初起亦当有效。

二十八、偏方治大病

清代镇江知府徐守臣之母，年逾六旬，忽患怪病，粪便竟从口中呕出，诸医治之不效。请名医薛雪（即薛生白）诊视，诊后说道：熟思此病不单胃气上逆，并且大肠传导亦失常，现在却无的对之方，急切不能施治，容缓数日再当造访。回家翻阅所藏之书，并无此一症，自然也无此方。一日，遇一虎撑先生（即走方郎中），问有无治法？答曰：吾师能治之。薛氏问：今师安在？告以住在南郊。薛氏遂往见老翁，老翁以药末十剂付之。问是何药？曰：一味通幽散，乃蜣螂虫也。薛雪持归而往诊之，先以五剂治之而愈。不一月又发，再与五服，乃断其根。(《一瓢医话》)

按：史载，薛雪一向恃才傲物，一般人不易请动他看病。本案中此老却能实事求是，知之为知之，不知为不知。尤为可贵的是不耻下问，询方于草泽医，精神可嘉。

民间验方被称为"偏方"或单方，大概因为属于另册，以别于"正方"。许多医药知识都来自于民间，"藕皮止血起自庖人，牵牛逐水近出野老"。偏方不可小瞧，"果能方与症对，则药到病除，无医亦可。……且有不费一钱而其效如神者。虽至穷乡僻壤之区，……无不可以仓猝立办，顷刻奏功。"(《验方新编》)作者鲍相璈为收集验方，"寝食与俱"，用了20年时间编写此书。赵学敏《串雅》内、外篇则收集民间偏方4千多个，序中说："欧阳子暴利几绝，乞药于牛医；李防御治嗽得官，传方于下走。"都是流传很广的偏方救治大人物的例子。

历代医家大多重视验方，章太炎说："取法东方，勿震远西；下问铃串，勿贵儒医。"以章老夫子满腹经学，犹能屈尊"下问"于走方铃医，足见他对民间医药的重视。章次公亦称："经方与单方犹车之两轮。"他亦善用偏方治病，如治疗痢疾的"通痢散"，即采自小说《镜花缘》。

俗云"偏方治大病"，要知道云南白药、季德胜蛇药也属于偏方，谁敢轻视？又云"单方一味，气煞名医"，其实很多名医倒是很喜欢偏方的，可谓"博采偏方治大病"，下面一些实例即或在今天，犹有采备之价值。

---

1. 鲜马齿苋治恶疮

唐宪宗年间，宰相武元衡胫骨上生了臁疮，发热瘙痒，肌肉腐烂，脓血淋漓，精神疲倦，食欲减退。太医调治，可惜久未好转。一天，一位新来的厅吏问道："相爷一直闷闷不乐，时又低声呻吟，是否贵体欠安？"武元衡把病情告诉了他，厅吏听后说："下官有一处方，专治多年恶疮，用药不过几次，就可痊愈。方用鲜马齿苋，捣烂敷在疮上，每天换药一次，就可以了。"武元衡依法用之，果然痊愈。

按：鲜马齿苋治此等疮痍确有卓效，药廉效验，且很安全，诚良方也。

2. 豆腐切片治臁疮

臁疮外症，极为缠绵。幼时尝见患此者，脓臭浸淫，经年溃烂。治之法亦颇多，而奏效殊非易事。

辛亥岁，家君曾患此病。洗敷百施，时发时愈。继有县之西堡村多福寺僧名钟灵者，祖传外科数世矣，极有把握，乃请治之。钟灵来视，则曰："此臁疮也，最畏散药、膏药。若用膏散，必致增盛。生豆腐最好，但切薄片，用暖水泡过，日日更易，不半月必愈矣。"家父如言贴之，果克期而愈。

后余亦因磕伤发溃，惭致成此疮，亦用豆腐贴之，口渐敛而痛时作，又有邻人教以黄蜡化融去尽烟，加松香末少许，摊竹纸上贴之，果痛止而愈。(《醉花窗医案》）

原按：以不紧要之药，治最缠绵之病，功如反掌，乃药病贵相投，不在贵贱也。

3. 萝卜汁治头痛

王安石任宰相时，某日在朝中奏事，忽然感到头痛不可忍，急忙奏请皇帝归家治病，宋神宗令他在宫中卧息。不一会儿，有小太监持一小金杯，内有药汁少许，告之曰："左侧头痛灌右鼻，右侧头痛即灌左鼻，左右俱痛并灌之。"王安石用后即愈，次日上朝进谢。神宗说：宫中自太祖时有几十个秘方，这是其中一个，并将该方赐与王安石。其方即用新萝卜，榨取自然汁，加入生龙脑（冰片）少许调匀，昂头灌入鼻窍。事载宋·张邦基《墨庄漫录》。

4. "以龙补龙" 治太祖

宋太祖赵匡胤登基不久，患了"缠腰蛇丹"，现代医学称为"带状疱疹"，疼得火烧火燎。而且原有的哮喘病也一起发作，太医们绞尽脑汁，没有回春之术。太祖一怒之下，把所有医官们监禁起来。一位河南府医官想起洛阳有位擅长治疗皮肤病的药铺掌柜，外号"活洞宾"，就上章推荐他来京治病。

"活洞宾"奉旨来到宫中，仔细察看了太祖的病情，只见环腰一圈长满了豆粒大小的水泡，像一串串珍珠一样。太祖问道："朕的病怎么样？""活洞宾"回答："皇上不必忧愁，下民有好药，涂上几天就会好的。"太祖冷冷一笑，说道："许多名医都没有办法，你怎能说此大话？""活洞宾"回答："倘若不能治好皇上的病，下民情愿杀头；如若治好，望开恩答应我一件事。"太祖问："什么事？"答曰："请皇上释放所有被监禁的医生。"太祖说："待朕的病治好后，就答应你的要求。"于是，"活洞宾"到殿角打开药罐，取出几条蚯蚓放在两个盘子里，撒上蜂蜜，使其溶为液体，再用棉球蘸着涂在患处，太祖立刻感到身上清凉舒适。然后，他又捧上另一盘蚯蚓汁请太祖服下，太祖惊问："这是何药？既可外用，又可内服？""活洞宾"怕讲实话太祖疑而不服，就随机应变地说："皇上是神龙下凡，民间俗药怎能奏效，这药叫地龙，以龙补龙，当能奏效。"皇上听了非常高兴，就把药喝了下去。7天后，太祖的疱疹脱落，哮喘亦治好了。

　　按："活洞宾"不仅医术高明，手到病除，而且人情练达。应对太祖，从容而不乏机智，善待同仁，伺机予以拯救，其为医为人，皆为楷模。

5. 车前子治泻

　　宋代文坛大师欧阳修常苦于腹泻，屡经名医诊治其效不显。一日，夫人对他说："街上有人出售治疗腹泻的药，三文钱一帖，据讲很有效，偏方能治大病，何不买来一试？"欧阳修不太相信，就说："我们这些人肠胃与常人不同，不可轻易服用这些药。"夫人出于无奈，便想出一个办法，暗暗嘱咐佣人去市上将药买回，又请名医诊治处方，然后谎称这是某名医所开之药，让欧阳修用米汤调服，岂料一服即愈。事后，欧阳夫人以实相告，欧阳修大喜，马上派人把卖药人请来，重金相赠以求其方。卖药人告之，药只车前子一味而已。欧阳修叹曰："国医不如草泽医"。(《本草纲目》) 赵学敏所言："欧阳子暴利几绝，乞药于牛医"，说的即是此事。

6. 蚌粉治疗皇妃咳

宋徽宗的一个爱妃患了咳嗽痰喘之症，面目浮肿如盘，御医李某百治未效。徽宗深以为忧，叱责李御医曰："三日内不效，拿你问罪。"李某与妻相拥而泣，适逢街上有人叫卖："专治痰嗽，一文一帖，吃了今夜便得睡。"李某心中一动，遂购买十帖，耽心药性太大，先以二帖自己服下，未见不良反应。于是携入宫中给贵妃服用，竟然一帖而愈，脸肿亦消。徽宗大喜，赐以千金为赏。

李某怕皇帝索要方子，无法对答，遂以百金请来卖药人，询问其方。对曰："我壮年从军，年老而被淘汰，曾经看见主帅藏有此方，暗暗学之。因为容易治备，故以此药暂度余生，别无长处。是方乃用蚌粉一物，新瓦炒令通红，再加青黛少许耳。"李某谢之。

按：此案药物平淡无奇，却能起御医"百治未效"之症，令人叹服。中医药宝库中此类偏方不少，应留心收集运用。《串雅》序中所言："李防御治嗽得官，传方于下走（即走方医）。"讲的即是本案。

7. 木瓜治腿肿趣案

安徽广德人顾安中患脚气筋急腿肿，不能行走，只好乘船回家。在船上，无意中将两脚搁在一包装货的麻袋上。下船时，发现自己肿胀的双腿已经减轻，疼痛也消失。他十分惊奇，问船家袋中装的何物？船家答是木瓜。顾安中回家后，即买来木瓜切片盛于袋中，

每日将脚搁在上面。不久，脚气肿病竟然痊愈。(许叔微《本事方》)

按：实验出真知，主要还是做有心人，善于发现问题，总结经验。《清异录》载："木瓜性益下部，凡脚膝筋骨有疾者必用焉，故方家号为铁脚梨。"在民间，从南北朝时起，即有"拄木瓜杖，利筋脉"之风俗。

8. 白芷治蛇伤

宋时，临川有一人以弄蛇卖药为业。一日为蛇所啮，即时发作，一侧上臂肿大如腿；少顷，遍身皮肉肿胀成黑黄色，似乎已死。有一道人正在旁边观看，说道："此人死矣，我有一种药能治疗，但恐怕毒气已深或不可治，诸君能相与证明，方敢为之出力。"众人应之，于是向人要了20文钱急忙而去，约一顿饭工夫回来。命取新汲井水，取出囊中之药调水一升，扶伤者之口灌之。药已服完，只见有黄水从其口中流出，臭秽熏人，四肢应手消肿。其人已经能够坐起，与未伤时无异，遍拜众人，尤其郑重拜谢道人。道人曰："此药甚易办，吾不惜传诸人，乃香白芷一物也，用法当以麦冬煎汤调服，今天事情急迫，故以水代之。吾今天救活一人，可行矣。"拂袖而去。有一位叫郭邵州的士人当场学得其方，遇到鄱阳一个兵卒，夜间值勤时被毒蛇啮腹。次日清晨，赤肿欲裂，以此法饮之，亦获痊愈。(《夷坚志》)

按：白芷治蛇伤有多种记载，其法内服、外敷皆可，可供借鉴。另外，浙江径山寺有一个僧人被蛇咬伤，一只脚溃烂，百药治之不愈。有一个云游僧人来到径山寺，教他用新水反复洗净患处，见到白筋方止，揩干。然后用白芷研末加入胆矾、麝香少许掺之，恶水涌出，天天如此，一个月后平复。

9. 蜣螂熬膏治疔疮

元和十一年，即柳宗元到柳州的第二年，患了疔疮，疼痛难忍。14天中，"奇疮钉骨状如箭"，病情日渐加剧，内服外用多种药物均不见效。后经一位友人提示，以蜣螂调制熬膏外贴，竟收到"一夕而百苦皆已"的奇效。

次年，柳宗元因为吃羊肉，又引起疔疮发作，"再用，亦如神验。"他在给刘禹锡的信中说道："蜣螂系医治箭镞入骨不可拔"的良药，用蜣螂和稍熬过的巴豆研匀涂在箭伤处，"斯须痛定"，至痒不可耐时即能"拔之立出"。然后以生肌药敷贴，"遂无苦"。

10. 薏米治愈辛弃疾颓疝

南宋时，爱国大词人辛弃疾自北方返回朝廷，忽然得了颓疝之病，阴囊重坠如水杯，行动十分不便，用了很多药物都无效果。有一位道士传给他一个食疗方法，用东方壁土将薏米炒成黄色，然后用水煮烂，放沙盆内，研成膏状，每日用无灰酒（米酒）调服二钱，辛弃疾按法服之，竟然获愈。

后来有沙随先生也患此病，辛弃疾亲自授予该方，亦效。清代大学者梁章钜寓居邗江时，见有人患疝疾，"甚苦"，即以此方授之，"五日而获愈。"（清·梁章钜《归田琐记》）

11. 遍身疼痛用元胡

宋代，周离享曾治一人，遍体疼痛，每当发作殆不可忍。医者或认为中风，或认为中湿，用药均未见效。周离享认为是血气凝滞所致，用元胡、当归、桂心三种药物等分为末，温酒服三四钱，随人酒量频频进之，以知为度，"饮之甚验"。其后治赵某因导引（气功）失节，肢体拘挛，亦用此方数服而愈。由此认为元胡为"活血化气第一品药"。（宋·方勺《泊宅编》）

12. "金钥匙"巧治喉痹

有一次，嘉靖皇帝患了喉痹，滴水难进，无法说话。朝中内外名医都束手无策。江南有一运粮官押米进京，自称可以治好皇帝的病，他的秘方是："若要玉喉开，须用金钥匙"。处方就是金钥匙一味，竟然一服而愈。治病有功，粮官被授予太医院院判之职，即院长，后来他又用这个方法治愈了另一个人。所谓"金钥匙"，即中药山豆根，《永类钤方》中已有用金钥匙开喉痹的方法：喉中发痛，病重不能出声，用鸡毛蘸药，频频扫于喉中，引涎流出，即可发声说话。（谢肇浙《五杂俎》）

13. 药饼治疗偏头痛

清代学者张大复在《梅花草堂集》中，亲笔写下了自己用偏方治愈偏头痛的经过：他说，偏头痛的痛苦，病人无可言喻，药方很多，用药思路都不一样，很少有效者。有一年，我得了这种病，正在郁闷之际，朋友周叔明寄来一个用药饼治疗的方法，但我没使用，怕它不管用。过些日子，友人顾民服送给我两个药饼，贴在太阳穴上，想不到一夜之间头就不疼了。其法用天南星、半夏、白芷三味等份为末，再捣烂生姜、葱头与药末和匀为饼。不用服药，比其他方法简便多了。

14. 蜈蚣救治季德胜

蛇医季德胜有一次为验证一条小花蛇的毒性，让它在自己小臂上咬了一口，被咬的皮肤陡然发黑。虽然两次服了自己的蛇药，仍然未能控制毒性发展，进入半昏迷状态，各位医家束手无策。季德胜说："药物已经无效了，给我捉五条大蜈蚣来，让我吞下去，也许还有希望。"结果5条蜈蚣生吞下肚，病情仍未见好转。当即发电报给重庆向大师兄求救。师兄回电云："仍吃蜈蚣，数量加倍。"依法服用后，奇迹发生，季德胜肩上皮肤的黑色逐渐消退，神志清醒，15条蜈蚣挽救了这位蛇王的性命。

按：清代医家黄宫绣曾云："蜈蚣本属毒物，性善啖蛇，故治蛇症毒者，无越是物。"

15. 金樱子治好遗精病

周作人（鲁迅之弟）早年留学日本时，"常患滑精和小便后黏液点滴，虚象纷呈使他心中抑郁，意兴皆尽。"后来有人向他推荐一法，用金樱子一味煎服，"经过半个月服用，病全好了，他的心绪也转佳了。"为此，他写了一篇笔记详述了治病经过。（《津津有味谭》）

16. 偏方奇治烟草大王

香港南洋兄弟烟草公司董事长简玉阶，人称"烟草大王"，一生信赖中医。有一年在上海，颈项之间生了一个病核，硬得很。他知道这么硬的肿块，或许有致命之忧，就请名医陈存仁诊治，陈说："我擅长的是内科，这个病核，你应该请西医诊治。"于是他遍请上海有名的西医诊治，当时上海没有镭射设备，他就先到日本，医生主张要用腐蚀的方法，他不同意。后来到美国，医生主张用电来照射，但是这种电照热度达到三千度，他吃不起这种苦头。又转到德国，医生认为非割治不可。迫于无奈他就让西医割治，在德国开刀后一个月，却不能收口。西医说："只要你身体强健起来，慢慢儿就会收口的。"于是他仍然回到上海，继续请陈存仁治疗，陈看过他的伤口，说："四周已经结成白色皮肉一般的'缸口'，这种缸口一起，就是你身体再好也不会收口。"其时简氏神经衰弱已极，一天到晚念"阿弥陀佛"，对于厂务不再打理，惊恐之色溢于言表。

陈存仁有一个同学刘左同，擅长外科，遍访铃医收集单方。陈陪简氏去看，刘医说："明天我带一种药来，这种药可以填补缸口，让它愈合起来。"简氏点头称是。三个月后，竟然缸口消失，伤口愈合。刘医偷偷告诉陈："其实这种药，只值几分钱，就是用蜒蚰（上海人称鼻涕虫）加甘草捣烂制成。""我是从铃医那里学来的。"（陈存仁《我的医务生涯》）

17. 赤小豆治愈痄腮

宋仁宗赵祯还在东宫为太子时，有一年春天患了痄腮，病势甚重，头面皆肿，急得真宗无心料理朝政，传谕朝中太医赶紧为太子治病，怎奈一时未能速愈。赵祯从小娇生惯养，这时痛苦不堪，成天呼叫疼痛。皇上无法，问左右侍臣："太子的病怎样才能治好呢？"一个侍臣说："看太子面颊肿痛甚剧，莫非是得罪了什么神灵吧？应该求之于僧道，设醮立坛。神者敬而求之，鬼者驱而镇之，庶几太子疾病可愈。"真宗也不问侍臣之言有无道理，便派人诏谕有名僧道，进宫为太子治病。

京城里有一个僧人名叫赞宁，精通医道，操术如神，远近驰名。

原在杭州灵隐寺出家，吴越王钱缪封他为两浙僧统，宋太宗又将他调到京城，撰修《高僧传》。人们向皇上推荐赞宁，皇上就命他为太子治病。赞宁见了太子的病，不慌不忙，从囊中从容取出赤小豆一撮，有人在旁数了，正好49粒，共研成粉末，只见赞宁念念有词，将药粉敷在太子的腮上，不多时，即肿消痛止。

18. 五倍子治疗背痈

镇海杨某，患背痈，久治不愈。口烂如碗口，出脓甚多，其中爬虫千万条，痒不可忍。余见之，无法可想，乘小轿欲返。其中一抬轿者问病人缘由，余告以虫多无法可治，捕之不暇。该人曰：何不用五倍子煅炭，研细，捣黄糖如泥，当膏药敷之。日一二换，虫即死于黄糖之中，痛亦可渐愈。余即如其法试之，极效。二日后，虫不知何处去了，痛亦见瘥。（《范文甫专辑》）

按：《本草纲目》记载：五倍子"敛溃疮金疮……一切诸疮，一切肿毒。"五倍子捣黄糖治背痈，是民间单方。范先生驰誉江浙，竟能不耻下问，选用验方，堪为后学榜样。

19. 斑蝥鸡蛋治瘰疬

明朝末年，有一道人善治瘰疬（淋巴结肿大），其方用鸡蛋7个，将蛋壳破一小洞，每个鸡蛋放入斑蝥一枚，再将蛋洞用纸封住，在饭锅上蒸熟，每天空腹食用一个鸡蛋，求者甚多。（《外科发挥》）

按：此偏方流传颇广，今有人用治肿瘤。然斑蝥究属剧毒之品，用之宜慎。

20. 金银花治疗蕈中毒

苏州天平山白云寺有五个僧人行于山间，拣得蕈菇一丛甚大，摘而煮食之，至夜发吐，有三人急采鸳鸯草生吃，遂愈。另二人不肯吃，呕吐至死。此草藤蔓而生，对开黄白花，傍水处多有之，治痈疽肿毒有奇功，或服、或敷、或洗皆可，今人谓之金银花。

21. 葱蜜外敷治尿闭

民国年间，沪上"呢绒大王"谭敬娱的司机患上急性肝炎，三天内全身黄疸，小便不通，又有高热，神志不清。他的老母亲在一旁不断地抹眼泪，老板谭先生每晚都亲自坐镇司机家中，懂得些西医，他对陈存仁医师说："尿中毒到了昏迷阶段，西医必然要插管导尿，否则必死无疑。"陈当即让人去买大葱一斤，白蜜半盏，将葱捣烂与蜜和匀，敷在病人小腹部，蜜与葱有相克作用，不一会儿，病人腹中咕咕作响，又浓又浊的小便顷刻淙淙而下。谭先生见此效果，又惊又喜，想不到没用插管导尿，一下子解决了小便问题。陈让每三小时换药一次，日夜不要间断，黄疸一天天退去，竟至痊愈。（《我的医务生涯》）

按：黄疸又兼尿闭是为急症，此法将葱捣烂与蜜外敷，效果如此迅速，令人惊奇。

二十九、用药有方复有法
——名医用药巧法

徐灵胎曾治毛姓老翁，年届八旬，素有痰喘之疾，因劳累而发作，俯于几案不能平卧已7天，举家惊惶。徐诊后曰：此上实下虚之证，用清肺消痰饮送下人参小块一钱，2剂而愈。毛翁曰：徐君学问之深固不必言，但人参切块之法，则"以此炫奇耳。"后过年余，病又复发，照前方加人参入煎，喘逆愈甚。复请徐氏再诊，告以用去年之方而病加重。徐问：莫非以人参和入药中耶？答：然。徐仍以人参作块煎之，亦2剂而愈。徐解释曰："盖下虚固当补，但痰火在上，补必增盛。唯作块则参性未发，而清肺之药已得力，过腹中而参性始发，病自获痊。"

按徐灵胎云："煎药之法，最宜深讲。药之效不效，全在乎此。……方药虽中病，而煎法失度，其药必无效。"此证上实下虚，如单以清肺消痰治其"上实"，必碍肾之"下虚"；若专补下虚，势又壅补助痰，妨碍上焦肺实。徐氏以清肺消痰之剂，送下人参小块，使消补两种药力先后接续而发。药虽同行，而功则各奏，真名医章法也。名医赵晴初评曰：清肺消痰饮加人参是方，人参切块吞下是法，所谓"有方还须有法"。毛翁懂方不懂法，反以为医家故弄玄虚，故而病有增无减也。

相传"方法"一词就起源于中医。某朝一位皇帝患噎膈症，吃啥吐啥，命在旦夕。御医费尽心思，均告无效。一天，侍从禀报说："百里之外，有位隐居深山的和尚，据说有根治此病之术，不妨请来一试。"和尚来到皇上榻前，切完脉后，随即开好药方。侍从一看，说："为何尚复此方？"原来药物、剂量与御医之方分毫不差。和尚仍叫把药取回，亲自煎药，煎到只剩两匙时，用汤匙盛上药汁请皇上用舌舔服，直至把药汁舔完为止。连服数剂后，病竟渐愈。皇上重赏和尚，问："同样之药，前者医朕无效，而你能起死回生，其中有何奥秘？"答曰："医药者，既要有方，又要有法。皇上之病在咽膈，用舌舔汤匙上药，可使缓缓作用于病灶之处，此乃是法。如果仍用饮服方法，难免药过病所，无济于事。"皇上大悟："方法，方法，光有方不行，服用还要有法，方与法结合才行。"这就是"方法"二字的由来。即或今天，上述用药方法治疗食道癌犹可借鉴。

名家治病，并未多用奇方，方药还是原来方药，前医用之不效，名医用之则效，其差别往往就在于煎法用法不同，此亦名医精于医律而又圆机活法使然。

---

1. 药虽同行施治各异

宋代成州团练使张锐，以医知名。蔡鲁公之孙媳妊娠，临近产期发病。众医皆以为阳证伤寒，当用凉药，但惧怕坠胎而不敢投药。鲁公请张锐诊视。张曰："胎儿已经十月，将生矣，何药能败之？"如常法给药，半日儿生，病亦获愈。次日，产妇大泻不止，而且喉痹不能进食。众医皆指责张锐之过，因泻利与喉痹两症一寒一热如同冰炭，且处于产褥期，虽扁鹊复生也无活理。

张锐曰："不必惊扰，我可令即日而愈。"取药丸数十粒，令服之。结果，喉痹即平，泄泻亦止。鲁公问曰："敢问一药而治两症，何也？"锐曰："此于经书无所载，特以意处之。方才所用乃附子理中丸，裹以紫雪丹。喉痹不通，非至寒之药不为用，故外裹以凉药紫雪丹。既已下咽，则消释无余，其得至腹中者，附子之热力也，故一服而愈两疾。"鲁公大加叹异。

按：此病上有喉痹属热，下则泄泻属寒，寒热错杂，似乎两难措手。张锐匠心独具，以理中丸外裹紫雪丹，药入咽部，在外之紫雪丹消释而治喉痹；在里之附子理中丸入得腹中而治泄泻，寒热分治，各不相扰，确实奇巧。此法古亦有之，《伤寒论》治疗"心下痞，而复恶寒汗出者"用附子泻心汤，其煎药法度可谓此法先河。考该证心下有热痞，而阳气已虚，故恶寒汗出，形成寒热错杂局面。附子泻心汤煎法不同一般，是以麻沸汤浸渍大黄、黄芩、黄连诸药，取其味薄气轻，以轻泻上部之痞热，不使药过病所；另取附子久煎取汁与前药兑合，因其味厚气重，下行而发挥温阳固表作用。药虽同行而至所不同，施治各异，此仲圣之妙法也。张锐以附子理中丸裹以紫雪丹与此异曲而同工，可谓善学古法者。

2. 胃寒肠热丸药裹衣

新市陈先生，宿有肠风脏毒之症，大便燥结，数日不能一行。病已数年，痛苦殊甚。名医孙一奎诊其脉寸数，关弦而无力，尺脉洪滑左部尤甚，认为胃寒肠热之症，然大肠喜清而恶热，脾胃喜温而恶寒，两难措手。孙乃详酌一方，令药先入胃而未化，后入大肠而发挥作用。因以大黄、槐花、黄芩、皂角等炼蜜为丸，另以四物汤加蒲黄研末，裹于蜜丸之外为衣。如此，"药入胃时外裹之药未化，及入大肠裹药化去而君药始见，庶几两不相妨，亦假道灭虢之策也。"服药后，果然血止而大便不燥，饮食日加。

按：本例与上案有异曲同工之妙。药虽同行而至所不同，施治各异。

3. 药枣巧治病孩

清名医王旭高号退思居士。曾治一幼龄病孩，形瘦面黄，痰多食少，昼日咳嗽，夜卧则喉中喘吼有声，病已半年，而性畏服药。诊为脾虚而湿热痰蒸，阻之于肺。因病儿不肯服药，遂用药枣法：取人参、茯苓、白术、甘草、二陈、苍术、川朴、川贝、榧子，共研细末。另取大枣100枚，去核，将上药末纳入枣中，用线扎好，每枚大枣约入药末二分为准。再用葶苈子30g，煎汤煮枣，待枣软熟，不可大烂，取出晒干，患儿饥时将枣细嚼咽下一枚，每日可用五六枚，竟收佳效。

按：小孩畏药，当属常情。王旭高巧用药枣，变药治为食治，实为变通之法，颇具匠心，至今犹可效法。此法首见于元代名医葛可久，其擅治虚劳，所创"白凤膏"，即以大枣去核，纳入参苓白术散，置于黑嘴白鸭肚中，加酒用火煨烤，吃枣食鸭，药食同用，而无苦药之累，实为巧法，即在今日，犹有参考价值。

4. 甘遂甘草治肿核

安徽滁县人韩咏患脚气上攻，流注四肢，结成肿核，赤热疼痛。有一医者用甘遂研为细末，以水调敷于肿核上，另以甘草浓煎内服。肿核竟然迅速消散，一服而病去七八，再服而愈。（《百一选方》）

按：脚气从脚而起，发为胫肿故名。久而不散，流注四肢，结成肿核。甘遂甘草本为相反之药，一般认为不可同用。本案取甘遂解毒以消肿核，另用甘草与甘遂相反相成而建奇功。虽是相反之药，因一系外用，一系内服，二者并未冲突，颇见医者匠心。

5. 资生丸粗末治纳呆

1973年10月底，岳美中曾为越南劳动党中央政治局委员阮良朋治病。阮患有肝炎，腹胀久治不愈，食欲不振，每餐不过一两，嗳气不止，大便稀溏，对多种药物均有反应，中药禁服之品竟达一百余种。形体消瘦，脉象缓弱。岳认为关键在于脾胃受损太甚，化源不能资生，乃先嘱停服中西药物一周，继用资生丸一剂，以剪刀将药物剪成粗末，每日煎服三钱，煮取两盅，早晚两次内服，一周后，嗳气减少，矢气增多，胀满渐轻。守方月余，饮食大进而痊。

按：本案食欲不振，中药禁服之品达一百余种。取效重要的一点，就是用

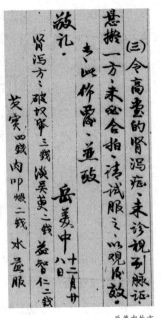

岳美中处方

药小制其剂，每日不过三钱之量，着眼于保护胃气，守方久服，终于起此重症。

资生丸系明代缪希雍研制的名方，擅治脾胃虚弱，腹泻消瘦之证。名医王肯堂与缪见面，见其从袖中拿出药丸咀嚼，王问之，答曰："此系我得之秘传，饥者服之可饱，饱者服之即饥。"王向他索方阅之，觉得确是良方，但不太相信其有消食之功。于是他在某日醉饱之后，服食资生丸2丸，然后直接卧床睡觉。次日清晨，一点没有停食饱胀的感觉，由此相信其方之神也。

此后他又将该方献给父亲，其父年高脾虚，食少痰多，却得以

寿享高龄，全赖此方。（《证治准绳》）

资生丸组成：人参、白术、茯苓、山药、莲子肉、陈皮、麦芽、神曲、薏苡仁、芡实、砂仁、白扁豆、山楂、桔梗、藿香、白豆蔻、黄连、甘草。其方既无参苓白术散之滞，又无香砂枳术丸之燥，能补能运，臻于至和。

6. 小青龙汤泡服治失音

郑右，失音多时，前医皆从阴虚着想，不效。舌淡红，苔白，寒邪客于肺卫故也。先解肺寒，方列于后：桂枝0.9g，生白芍0.9g，炙甘草0.9g，麻黄0.9g，生姜0.9g，五味子0.9g，姜半夏9g，细辛0.9g。勿煎，夜间开水泡服，复被取汗，忌风为要。

吾友以小青龙汤治伤风失音不效，盖分量依照伤寒论原方。余减其量，泡茶服，则一服即效。不达经旨之义，其为无效也必矣。（《范文甫专辑》）

按：治上焦如羽，非轻不举。故处方用轻剂小青龙汤微辛以开肺痹，药不煎，泡汁服，尤为神妙。半夏之药量独重，当系内有痰湿，中焦失司，用之调达中焦，疏化痰涎。

三十、神用无方谓之圣
——不药而愈佳案

宋代金陵有一官宦人家，50 岁得子，娇生惯养。年将 20 岁，仍旧弱不禁风，病不离身，药不离口。名医请了无数，良药服了不少，毫无效果。一天，来了一个游方和尚，见到公子叹道："若不是遇到贫僧，贵公子必有生命危险！"其父忙问："仙僧有何妙方能救我儿？"和尚说："由此往南 10 里，有座紫金山，山顶有个灵光宝殿，内有善普大佛。公子若诚心拜佛，则佛光呈现，疾病可愈。"其父又问："怎样才算心诚？""须每日登山朝拜，至殿中高呼'嘘、呵、呼'等字百遍，并深吸气至少腹，继而用丹田气呼出。七七四十九日如不见佛光，则需九九八十一日，如再不见，则需八百一十日，风雨无阻，不可间断，佛祖必然显灵。"

公子遵嘱，天天上山朝拜。此山高约千丈，攀登十分困难。到四十九日，未见佛光，但身上已觉有力。到八十一日，仍未见佛光，但登山已不似先前费力。到八百一十日，还是没有见到佛光，但已经红光满面，健步如飞了。3 年后，和尚又来，其父问："仙师说只要拜佛心诚，就能见到佛光。我儿拜佛已过千日，从无间断，至今尚未见到，难道心还不诚吗？"和尚笑而不答，唱道："佛即是心，诚则灵；登山是药，病则轻。"唱罢飘然而去。此乃运动疗病一例，只是先须包藏玄机，不宜点破，令其心诚，方能取效。

按徐灵胎说："兵之设也以除暴，不得已而后兴；药之设也以攻疾，亦不得已而后用，其理同也。"所谓"神用无方谓之圣"（《素问·天元纪大论》）——不用方药而能愈病者才是圣手。名医辨证识病，治疗并不处方，不投药物，而是以运动、书画、音乐、怡养、娱乐等为手段，如上案和尚公子药不离口之病，巧用爬山之法治之，即是一例。

清代文人李渔非常看重不服药愈病的方法，把"病不服药，如得中医"奉为"八字金丹"。

西医始祖希波克拉底有一句名言："最好的医生是自己"，是说人体自身具有最好的调节能力，"体内自有大药"。医生应该充分认识这一点，运用各种非药物手段，充分调动自身的抗病能力，此不药之药，堪称治病的最高境界——神用无方谓之圣。广义上说，心理疗法，食疗食养，也属于此类治疗，因另有专题记述，不再论及。

西药的毒副作用日渐突出，人们对此日渐重视，20世纪80年代兴起了自然疗法，至今更成为世界潮流。所谓自然疗法，广义来说，就是不药疗法，摒弃一切药物，这正应了"神用无方谓之圣"的精神。许多名医都留下这方面的精彩案例，今日重温，给我们以诸多启迪。

---

1. 观画巧治隋炀帝

隋朝末年，隋炀帝沉湎酒色，患了消渴病。每日口干舌燥，饮水数升，小便数升，逐渐骨瘦如柴，精神萎靡，太医们屡治乏效。

太医院原有一太医莫君锡，平日潜心医学，擅长书画，因天性耿直，不善阿谀奉承，被排挤出太医院。得知隋炀帝患病后，毛遂自荐入宫为皇帝治病。他带着自己的两幅画，一幅梅林，题为《梅熟时节满园香》；一幅雪景，题为《京都无处不染雪》，来到龙床之前。一番望闻问切之后，说道："陛下龙体之恙，乃是真水不足，龙雷之火上越，非草木金石药物能治。需宽容十日，待我去求一位仙友，取来天池之水灭得这龙雷之火。为免风吹火动，望陛下在这十日内，独居一室。为解寂寞，特呈上两幅画，供您观赏。"炀帝按莫君锡吩咐，独处一室，把两幅画挂在墙上观赏。渐渐地看梅则口中有津，不燥不渴；望雪则心中清凉，不再思饮，病情竟逐日好转。

十天后，莫君锡又进宫为皇上诊治。见其气色比以前好多了，奏道："陛下看梅林，思梅果，口中唾液大流不止，这便是天池之水，浇灭了龙雷之火；陛下观雪景，觉寒凉，口中便不再焦渴思饮，病才有了好转。此乃'移情妙治法'也。当初诳言去请仙友，是怕陛下一时不信。陛下今后朝夕观望这两幅画，不出月余，龙体便可大安。"

按：清代画家王昱谈道：观画可以"养性情，且可涤烦襟，破孤闷，释躁心，迎静气。昔人谓山水家长寿，盖烟云供养，眼前无非生机，古来各家享大耋（高寿）者居多，良有以也。"此案消渴，太医们屡治乏效，却被莫君锡两幅画治愈，令人惊叹。

2. 风情绘画愈相思

刘瑱之妹为鄱阳王宠妃，鄱阳王被齐明帝所杀，王妃悲伤成疾，久治不愈。刘瑱知道妹妹之病非药所能治，就请了一位画师，画了一幅鄱阳王生前与一女子站在镜前调情，像是将要共寝的样子。然后将这幅画偷偷地让人拿给王妃看。王妃看了这幅画，非常恼恨，吐了一口吐沫骂道："这个没良心的，早就该死！"于是恩断情绝，病也慢慢好了。（《南史·刘瑱列传》）

3. 秦少游"卧游"治病

秦观，字少游，北宋著名词人，诗词风格婉约含蓄，文辞尤为苏轼赏识，为苏门四学士之一。因仕途屡遭贬谪，心境忧郁。有一年，因为精神苦闷，周身不舒，患了肠癖之病——拉肚子，乃至卧床不起。友人高符仲携带王维的画作《辋川图》，供他欣赏，告之"阅此可以疗疾"。王维是唐代著名诗人，做画也很出名，苏轼称他"诗中有画，画中有诗"。此画乃王维摹写自家田园的山林景观，亭台楼阁、花草树木皆得自然之趣，秦观得画后心中颇喜，让儿子将画展开，他卧于床上细细观赏，如同身临其境，古人称之为"卧游"。秦观陶醉于画景之中，精神不觉为之振作，脏腑随之调和，"数日（之间）疾良愈"。

4. 嬉戏治愈惊吓疾

清人牧斋到亲友家赴宴。宴后经过一桥时，轿夫失足，致使牧斋跌扑受惊，从此得下奇疾。站时两眼上视，头往下垂，躺下则一切正常。请了许多医生，不见效果，急忙派人延请喻嘉言诊治。喻问明病由，连说易治，不必担忧。唤来几个强健轿夫，让其吃饱喝足。然后令其站在庭院四角，每处两人。另有两人挟持主人在庭院中嬉戏奔走，从东到西，从南到北，更换挟持，不许停息。急奔一会儿，牧斋汗流浃背，气喘吁吁，急呼"停止"。稍息，依然让轿夫挟持急奔。如此奔走一番，牧斋之病竟霍然而愈。人不知其故，喻说，这病是由于猝受惊吓，精神紧张所致。此非药物所能治疗，如此嬉戏能使病人精神放松，经络疏通，自然获愈。

5. 欧阳修以琴疗病

欧阳修不仅诗文盖世，对医学也颇有研究，提出了著名的"以自然之道，养自然之生"的观点，堪称现代自然疗法之滥觞。他自号"六一居士"，寓意为"吾家藏书一万卷，集录三代金石遗文一千卷，有琴一张，有棋一局，而常置酒一壶，以吾一翁老于此物之间，岂不为六一乎？"可以说，欧阳修寄情于琴棋书画之中，并用以疗病养生，颇多获益。其中尤其善于利用琴瑟之道，有例为证。有一年，欧阳修"尝有幽忧之疾，而闲居不能治也。既而学琴于孙友道滋，受宫音数引，久则乐乐愉然，不知疾之在体也。""幽忧之疾"大概就是现代的"忧郁症"，学琴之后，"久则乐乐愉然，不知疾之在体也"——病竟治好了。

还有一次，欧阳修大概患了"书写痉挛症"，"昨因患两手中指拘挛，医者言唯运动以导气之滞者，谓唯弹琴为可。"试之果然奏效，欧阳修欣喜不已。

6. 弹奏琵琶治郁症

清时，松江县名医秦明章精通诗词音律，治病方法怪异。一次，有位方姓官吏生病卧床不起，两颊潮红，眼睛发红而有血丝，吃了许多药皆不见效。秦应召来到官邸，细心望闻问切之后，笑曰："老爷，此病乃因不善官场逢迎，心中郁闷而致。"随即邀来梨园女伶，令用琵琶弹奏《浔阳秋月》之曲。顿时，好似秋风瑟瑟的浔阳江上，枫叶荻花一派静谧，渔舟缓缓驶回港湾，房中仿佛飘起渔舟上的冉冉炊烟。方大人闭目静听，两颊渐渐退红，顿觉舒服许多。次日，秦明章又带来两名童伶，要他们在病榻前串演《红梨记》中的"醉鬼"一场，方大人乐得笑出了声，打嗝少许，浑身又舒坦了不少，不久便痊愈了。

事后，方大人宴谢秦郎中，笑问："先生以戏为药，治好了本官的病，这巧妙之处可否传授？"秦明章笑曰："我用的乃是古方。孔子闻韶乐而三月不知肉味，此乃诗歌音乐之妙；大人病愈，正是我用音乐治疗所致。"

按："七情之病也，看花解闷，听曲消愁，有胜于服药者也。"（清·吴尚先语）

7. 击鼓醒脾治沉睡

清时有一士人日夜沉睡不醒，即便偶尔醒了亦两目倦开。叶天士诊后，未开一味药，却令家人买来一面小鼓，在病人床头频频击打。士人闻到鼓声后，渐渐清醒而不复倦卧。弟子问其医理，叶天士说，脾困故人疲倦，而鼓声最能醒脾。(《聊斋续编》)

8. 弯腰拾钱治难产

刘绍安，清代淮安名医。一日，有一孕妇扶来就诊。询之，十月怀胎，孕期已足，虽腹痛七、八天，却一直难以分娩。刘绍安索要铜钱20枚为诊金，并郑重称道：必须按我方法治疗，如不从言，另请高明，孕妇允之。

绍安当场将铜钱撒于地上，让孕妇一一拾取。孕妇虽然行步艰难，因已应允在先，只得强忍着剧痛，低头哈腰，一一拾起。绍安未予下药，只说：诊金带回，急须请人服侍，以便分娩。翌日，果然平安生下婴儿。原来，此妇家中十分富有，平常很少活动，又因为是头胎，故而难产。绍安令其拾取地上的铜钱，促其运动，乃是一种催生之术。

按：难产从来都是难症，刘绍安辨证准确，治疗又极具巧思，故能出此奇招。最妙之处在于不用药石，仅是令其活动身体，借以疏通气血，从而顺利分娩，堪称高手。

9. "达生草"助产

明代湖北罗田县有个胡姓财主，年近40岁，先后娶了两个老婆，每次怀孕都因难产而夭折。这年又娶了一妾，也怀了孕。胡财主指派专人侍候，顿顿鸡鸭鱼肉供养。眼看肚子一天天大了起来，财主忧从心起，担心能否顺利分娩。一面烧香拜佛，一面求医问药，请了名医万密斋来家诊视。

密斋看后，叹气说道："可惜，恐怕还要难产。"财主再三请求设法保胎，密斋沉思半晌说："要想不再难产，须依两条。一是要多吃青菜、豆腐，少吃大鱼大肉。二是要找一味药物达生草"。财主说，"这不难，只要世上有的，我就能找到。"密斋说："这达生草就在5里开外的山上，一定要夫人自己去找方才灵验。"财主说："她平日不出门，又挺着大肚子，哪里还能爬山？"万说："别无方法可治，只好另请高明了。"财主无奈，问了达生草形状，让孕妇每天上山去采。这下可把她折腾苦了，走三步，歇两步，累得上气不接下气。为了顺利生下孩子，只好咬牙往前走。日复一日，几个月过去了，达生草没找到，身子骨倒是硬实了。眼看分娩将临，达生草还是没找到，财主急了，派人找来万密斋，大发脾气。万氏笑曰："这达生草不是已经找到了吗？""在哪里？""上次请我看病，见夫人身体肥胖，顿顿荤腥不断，什么活也不干，成天不是睡就是坐，以致气血不调，胎儿沉滞，势必难产。我若直言相告，恐怕难以接受。故而出此下策，让夫人每天活动活动。""原来如此，刚才怪罪，还请先生原谅。"过些日子，夫人果然顺利产下一个男孩。

按：此案与前面刘绍安让产妇俯拾铜钱催产案颇有异曲同工之趣。

10. 劳作治疗忧郁证

清时，南充名医肖文鉴，临证从不墨守古方，必先详细询问病情，然后静心思虑，或用丸散，或用菜汁，或一概不用，仅教以动作如五禽戏之类，治无不效。有一室女患有忧郁证，情怀不畅，服药多种无效，渐至形消骨立，病势已重。文鉴嘱咐病女结伴去锄菜园中的蔓草，每日刈草2捆。病女起初不耐劳累，日久则习以为常。如是者百日，再投以药饵，身体渐渐强壮，面生华泽。

按：如此形消骨立之症，末用药物而能取效，尽显名家法度。叶天士云："情志之郁……全在病者能移情易性，医者构思灵巧。"本案医者确实"构思灵巧"，以劳作治此忧郁证，收效当在情理之中。

11. 失财呕血得财瘥

明代有一穷汉，家无斗米，以贩盐为生。一次，途中遇到捕役，盐被捕役夺去。穷汉绝了生计，异常气愤，顿时呕血数升，跪在钱同文医生面前，请求给予治疗。钱同文知他病由失财气愤而起，暗地里将半锭白银混在药中。患者到家，打开药包发现有半锭白银，他想是钱医生误包到药里了，就将白银退还给钱。钱说："我哪里有银子？即使我有银子给你，也要明白地送给你，不会这样不明不白地给你的。"患者心想，既然不是医生的银子，可能是老天有眼，赐还我的盐钱，大为喜欢。由于心情舒畅，怒逆之肝气得以平降。服药之后，病就瘥愈了。

另有清代乾嘉年间名医唐介庵，治病善用大黄，人称"大黄先生"。有一邻居以卖手艺为生，积攒了十两白银，常常放在褥下。有一天白银忽然不见，从此卧病在床，迭治无效。唐介庵闻知内情，就在衣袖里藏了10两白银，借诊脉之机放于病人枕下。病人发现白银，喜出望外，病亦随之痊愈。

按：李渔在"笠翁本草"中说，病人急需之物乃是祛病良药。不论什么人，都有急切要得到的东西。穷人要钱，富人要官，老人要寿，鳏寡想要配偶。人在病时，突然给他送去朝思暮想的东西，比神医妙药所起的作用大得多。

上述二案，俱系丢失钱物而忧虑生病，纵有良药亦难化解。此时送去其朝思暮想的东西，比医药所起作用大得多。钱、唐两位医生不约而同的施以周济，且不露声色，不图回报，真良医也。

12. 亢阳之证一交愈

清代扬州盐商张某，年近四十，摒去妻妾独宿养生，每日均服人参，致令头晕目眩，延请名医，均不奏效。无奈以千金求徐灵胎诊治。徐至后，见已设宴款待，便请先视病而后就席。按脉良久，徐灵胎笑道："不须服药，吾有秘诀，可以立效。"说罢，附耳道："君无他病，亢阳发越耳。精气输泄，可立愈也。"说罢，径去饮酒。饮酒未半，只见张某从妻房中大笑而出，夙疾已消。

另有记载，商人汪令闻十年不曾御内，一日忽气喘头汗，彻夜不眠。徐灵胎诊之曰：此亢阳也，服人参过多之故，命与妇人一交而愈。(《洄溪医案》)

按：此二案俱因服人参过度，且长期"独宿养生"，"不曾御内"，乃至"亢阳发越"，故有"头晕目眩"，"气喘头汗，彻夜不眠"等症，徐灵胎审因按脉而得之。至于用交合以使"精气输泄"，于理亦合。

13. 诗歌妙治脏懒病

明万历年间，通州名医陈实功为一邻居妇人治病，见其上吐下泻，卧床不起。陈详察病情，沉思一番，开一处方，当面嘱咐："依鄙医所见，大嫂并无大病，实乃懒则积脏，脏则致病，唯有按此方常服，方能保持安康。"药方是一首诗："粗茶淡饭农家宴，织布裁衣女中贤；肮脏入口多病邪，脱懒换勤校康健。"病妇顿时羞愧，从此一改懒散旧习，勤谨持家，讲究卫生，不久病即痊愈。

按：诗歌治病，亦属于精神治疗范畴，古人早有认识。宋代大诗人陆游曾有诗云：儿扶一老候溪边，来告头风久未痊。不用更求芎芷汤，吾诗读罢自醒然。后两句"不用更求芎芷汤，吾诗读罢自醒然"，就讲的是诗歌治疗头痛。

14. 郑板桥以联治病

相传郑板桥在山东潍坊任县令期间，手下一名官吏告病辞职。郑板桥了解得知，这名吏属嗜烟如命，贪酒无度，年仅40岁即已形容枯槁，瘦弱不堪。郑板桥对那位下属说："我有一方，可治你病。"说罢展笺挥毫写下一方，装入信封内，并嘱咐说："你3个月后启封，照方用药保你药到病除。不过这3个月之内须禁烟绝酒，否则无效。"3个月后该吏病体渐有起色，气力渐增，精神好转，暗自惊诧。待启方一看，只见一副笔力遒劲的对联："酉水为酒，若不撇出终

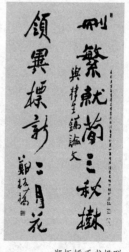

郑板桥手书楹联

是苦；因火生烟，入能回头便是人。"横批"祸在烟酒"。该吏读罢，恍然大悟，遂将对联裱好，挂于正堂。从此烟酒不沾，身体日壮。图为郑板桥手书联：删繁就简三秋树，领异标新二月花。

三十一、愿诸公还读《伤寒》

恽铁樵任《小说月报》主编时，业余兼习医学，对中医典籍领悟颇深，《伤寒论》所下功夫尤多。他三个儿子都死于伤寒，后爱子慧度也患伤寒，请来诸医，仍是吴门时医多次用过的桑叶、菊花、双花、连翘等辛凉药物，服后发热依旧，气喘如故。恽氏彻夜未眠，在屋中徘徊，苦于缺乏临床经验，难下决心。天亮，他果断地说："这不是《伤寒论》中'太阳病，头痛发热，身疼腰痛，骨节疼痛，恶风寒，无汗而喘'之麻黄汤证吗？"于是开了麻黄、桂枝、杏仁、甘草四味药，交给夫人说："三个儿子都死于伤寒，今慧度又病，医生无能为力，与其坐以等死，宁愿服药而亡。"夫人按方给孩子用药，晚上气喘已减，肌肤湿润，再用药汗出喘平而愈，恽氏于是更加坚信经方。同事黄纯根的儿子病伤寒阴症，势已垂危，恽氏以四逆汤一剂治愈。黄氏登报致谢，词曰："小儿有病莫心焦，有病快请恽铁樵。"此后求治者日众，恽氏毅然辞职，转行挂牌行医，终成一代名医。

学习任何专业，都有入门诀窍。诸多前贤认定，"究竟从伤寒入门者，自高出时手之上。"（汪莲石悟）

陈修园说："大抵入手功夫，则以仲圣之方为据，有此病，必用此方……论中桂枝证、麻黄证、柴胡证、承气证等以方名证，

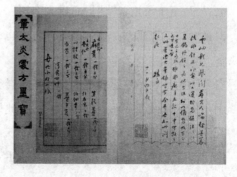

明明提出大眼目。"陆九芝曰："学医从《伤寒论》入手，始而难，继而易。从后世分类书入手，初若甚易，继则大难。"柯韵伯曰："仲景之道，至平至易；仲景之门，人人可入。"黄煌教授认为："学好中医，选择门径是关键，而以从经方入门最容易。""经方虽不是中医学的全部，但应该说是中医学的精华所在。"

国学大师章太炎对中医四大经典皆有涉猎，但最推崇、最倾心的还是《伤寒论》，认为《伤寒论》"为吾土辨析最详之著作"，"中医之胜于西医者，大抵《伤寒》为独甚。"所以他在一则挽联中说到："汤剂远西无四逆，少阴不治，愿诸公还读伤寒"，提出了一个重要命题——学中医，"愿诸公还读伤寒"，对仲景经方多有点赞。

经方最重要的是疗效可靠，郑钦安说，伤寒"一百一十三方，方方绝妙"，岭南伤寒四大金刚之一黎庇留曰："夫经方苟能对症，固捷如桴鼓之相应也。"刘渡舟教授称："经方药少而精……有鬼斧神工之力，起死回生之妙。"下面仅举几例体会一下。

---

1. 呻吟疼痛一剂解

湖南名医萧琢如认为："仲尼为儒家圣者，仲景则医门之孔子也。"乃至于说道，"仲景而后无完医"。"医者治病，必先炼识，一识真病，一识真方。仲师之方即真方也，识既真则胆自壮……信苟坚，除不治症外，未有不愈者。"他有一案很说明问题：嘉禾李君，当夏历六月忽患左足疼痛，卧床不可转侧，呻吟之声达于户外。诊之，脉沉紧，舌苔白，口中和。曰：此风寒直中少阴，法当用仲景麻黄附子细辛汤。旁有人咋舌言曰："天气暑热若此，麻黄与细辛同用，得毋大汗不止乎？"余曰："此方并不发汗，非阅历有得者不能知，毋庸疑阻。"即疏与之，三药各一钱，共仅三钱，煎水两杯，分二次服，一服知，二服即步履如常而愈。经方之神效，洵有令人不可思议者。(《遯园医案》)

按：本例足痛，"卧床不可转侧，呻吟之声达于户外"，可知疼痛何等剧烈。方用麻黄附子细辛汤，"三药各一钱，共仅三钱"，竟然"一服知，二服即步履如常"，难怪萧氏也感叹："经方之神效，洵有令人不可思议者。"

2. 时方不效经方效

（1）黄某，青年工人。不知爱身，恣意情欲。又因劳动不节，以致精神不振，心火妄炎，夜不安寐，寐则梦遗，头晕身倦，气短息低。诊脉尺寸皆虚，左关独弦而细数，口苦心烦，有潮热、小便黄等征象。所谓肾水亏于下，君火炎于上，劳倦伤脾，肝气横逆，故水愈亏而火愈旺，肝愈逆而土愈虚，水火不济，升降失调而梦遗之证成。

因患者羸屠如斯，为救眉计，先用金锁固精丸、安神丸合剂改为汤服，固精宁神，滋阴清火，以治其标。三剂烦热口苦悉退而夜梦犹多，遗无虚夕。再进固精丸改汤，药为牡蛎、菟丝子、韭子、龙骨、五味、桑螵蛸、白石脂、茯苓等，又二剂，不唯未少减，而遗尤甚，因知固之无益也。忆及张石顽"精之主宰在心"之言，改处清心饮：党参三钱，当归三钱，干地五钱，甘草一钱，茯神（辰砂拌）四钱，枣仁四钱，莲肉四钱，远志钱半，黄连八分。水煎服，日二剂，三日无寸效，精遗如故。

因思《金匮》桂枝加龙骨牡蛎汤有治失精之明文，核于本证殊可适应。药用：桂枝钱半，白芍五钱，甘草，大枣各三钱，生姜一钱，龙骨、牡蛎各六钱，并加茯神五钱，辰砂末（另冲）一钱，以为镇降宁神之助。首二剂效不显，三四剂力乃着，梦少能睡，遗可稍间，三数日不等。

除仍服原汤外，早晚用莲心、金樱子煎汤送服妙香散五钱，以增强镇心固精力量，半月精不遗。嗣后当固其本，拟归脾汤配吞都气丸，持续一月，神旺体健，大异从前。（《治验回忆录》）

按：此案遗精先用时方金锁固精丸、安神丸合方固精宁神未效；再进固精丸改汤，"而遗尤甚"；又处清心饮，三日亦无寸效。后用桂枝加龙骨牡蛎汤加味方显初效，经方之神奇令人叹服。

（2）一老妪，发热已久，汗出而热不退。遍求诸医，均用发汗退热剂，如桑菊饮、银翘散、人参败毒饮等，服后汗出，热势稍退，移时复发热，病已经月。请宗老医生诊治：时值荷月，天气炎热，却掩门闭窗。患者背披棉衣，腰下覆被，鼻额有汗，头痛身痛，不敢着风。其脉浮缓，舌苔薄白欠润。认为前方所以不效，均为解汗之法。今病人汗出恶风，脉浮而缓，纯属营卫失和，发热虽久，而太阳中风证俱在，舍桂枝汤别无他策。逐书桂枝汤原方两剂，结果一剂知，二剂已。（《岐黄用意——巧治疑难杂症》）

按：外感发热，时医惯用桑菊饮、银翘散、人参败毒饮等温病套方，不知像这种营卫失和，太阳中风证确实是"舍桂枝汤别无他策"，疗效迅捷。

3. 对证则效如桴鼓

谭某之母，病发左季胁满痛，上冲左胁，破心部，苦不能耐，有余姓医生医治已两月余矣：用药香砂六君子汤，服至 70 余剂，非不温也，其病有加无减。延予诊治，见其面黄暗唇白，舌上苔滑，脉沉弦而迟，予断曰：此寒水用事也。脉弦为水，沉为里，迟为寒。肾中生阳，不能为水之主，则阴寒挟水迫于心部。遂订真武原方，无加无减。平端谓曰："方中各味，皆已备尝之矣。"予告之曰："备尝之乎？诸药分别用之，则既不成方，安能有效？此方名真武者，盖取义于镇水之神。夫经方苟能对症，固捷如桴鼓之相应也。"

次早，平端来告曰："服方后得熟睡，是前月来所无者。今晨痛已不知消散何处矣。凡七十余日，治之不验者，竟一旦而廓清之！"相约午刻往诊。及至，见患者头束绉带，告予曰："胁痛若失，转觉头痛若破。"予脉之，告曰："此元阳虚损也。头为诸阳之首，阳虚不能贯顶，脑髓空虚，故尔。"改用吴茱萸汤，头痛寻愈。次日复诊，脉象沉迟而周身疼痛。作桂枝新加汤服之，身痛又止。(《黎庇留经方医案》)

按：本案初病胁痛上攻，诊为真阳亏虚，"阴寒挟水迫于心部"，颇具见地，用真武原方，并未顾及病在胁肋而选肝经之药。继而头痛，判为邪从厥阴虚处窃发，选用吴茱萸汤，皆得仲景心法。

黎氏选投经方，倡用原方，着意于"无加无减"；本案三次用方真武汤、吴茱萸汤、桂枝新加汤皆是经方，"捷如桴鼓之相应也"。

4. 表里两解治黄疸

王富春，新婚匝月，得太阳伤寒病。头痛，发热，畏寒，误用补剂，邪无出路，遍身骨节疼痛，满头大汗热蒸，其面目如橘色之黄，其小便如栀子之汁，所服皆清补疏利，势愈迫切，诸医技穷，始延余诊。幸脉无阴象，腹无满结，胸无呕哕，谓曰："此症虽危，吾一剂立愈。"其家且疑且信，服之果然。

原仲景《伤寒论》中有太阳病失汗，一身尽痛，头汗发热而黄者，有麻黄连翘赤小豆汤之例。盖发汗利水，令郁拂之邪表里两解之意耳。(《谢映庐医案》)

按：此症黄疸，诸医"所服皆清补疏利，势愈迫切"，谢氏持经方胸有成竹，"此症虽危，吾一剂立愈"，服之果然，经方之疗效令人钦服。

5. 麻黄汤治愈头痛

金某，女，45岁。2008年3月2日初诊：患者系老同学的外甥女，一个星期六打电话求诊：头痛一周，偏于后头较为剧烈，发热38℃多，在某军区总院按"脑血管痉挛"诊断，曾打吊瓶"刺五加"4天，未效。我让其周一到门诊找我看，她问："那现在怎么办？"意思是头痛不可忍。不得已，次日约其专门看。见她头痛如上述，伴畏冷，无汗，舌淡胖润，脉浮。询知做交通协勤工作，此必受风寒所致，麻黄汤原方即可：麻黄10g，桂枝10g，杏仁10g，甘草10g。3剂。嘱得汗后止后服。后电话告，服2剂头痛即愈。(《关东火神张存悌医案医话选》)

按：此症本可用川芎茶调散之类的时方治疗，效果也当不差。但是治伤寒表实，仲景麻黄汤为的对之方，何不投之？真是一剂知，二剂已，经方之疗效何其迅捷。

伤风不醒变成痨。此话说伤风虽属小疾，若治之不当，尤其是失于开表，邪气滞留，内脏受累而出现种种变症，包括本例所谓

"脑血管痉挛"。若但知治其见症而不知开表，犹如关门打狗，必致内乱纷扰，久治不愈而成痼疾，所谓"伤风不醒变成痨"是也。

中医不要跟着西医跑。像本案西医诊断为"脑血管痉挛"，若对号入座的话，可能施以活血化瘀治法，与风寒表实证根本就文不对题，差之远矣，用一个简单的麻黄汤就解决了。

主要参考文献

范文甫. 范文甫专辑 [M]. 北京：人民卫生出版社，1986.

曹颖甫. 经方实验录 [M]. 福州：福建科技出版社，2004.

张锡纯. 医学衷中参西录 [M]. 北京：人民卫生出版社，2006.

王雨三. 治病法轨 [M]. 北京：学苑出版社，2009.

王蓉塘. 醉花窗医案 [M]. 太原：山西科技出版社，2011.

谢映庐. 谢映庐医案 [M]. 上海：上海科技出版社，2010.

吴楚. 吴天士医话医案集 [M]. 沈阳：辽宁科技出版社，2012.

齐有堂. 齐氏医案 [M]. 沈阳：辽宁科技出版社，2014.12.

郑重光. 素圃医案 [M]. 北京：人民军医出版社，2012.

唐步祺. 郑钦安医书阐释 [M]. 成都：巴蜀书社，1996.

吴佩衡. 吴佩衡医案 [M]. 昆明：云南人民出版社，1979.

范中林. 范中林六经辨证医案选 [M]. 沈阳：辽宁科学技术出版社，1984.

祝味菊. 伤寒质难 [M]. 福州：福建科技出版社，2005.

萧琢如. 遯园医案 [M]. 长沙：湖南科技出版社，1960.

黎庇留. 黎庇留经方医案 [M]. 北京：人民军医出版社，2008.

戴丽三. 戴丽三医疗经验选 [M]. 昆明：云南人民出版社，1979.

李继昌. 李继昌医案 [M]. 昆明：云南人民出版社，1978.

赵守真. 治验回忆录 [M]. 北京：人民卫生出版社，1962.

李可. 李可老中医急危重症疑难病经验专辑 [M]. 太原：山西科技出版社，2004.

庄严．姜附剂临证经验谈［M］．北京：学苑出版社，2007．

巨邦科．擅用乌附——曾辅民［M］．北京：中国中医药出版社，2013．

刘沛然．疑难病证倚细辛［M］．北京：人民军医出版社，2011．

郭博信．中医是无形的科学［M］．太原：山西科技出版社，2013．

张存悌．火神郑钦安［M］．北京：中国中医药出版社，2014．

张存悌．火神派示范案例点评［M］．北京：中国中医药出版社，2014．

张存悌．关东火神张存悌医案医话选［M］．沈阳：辽宁科技出版社，2015．

张存悌．霹雳大医——李可［M］．北京：中国中医药出版社，2016．

张存悌．吴附子——吴佩衡［M］．北京：中国中医药出版社，2017．

李珍．岐黄用意——巧治疑难杂症［M］．上海：上海中医药大学出版社，2007．

后 记

　　有关编辑整理医案的书，我已出版了十几种，本书却是我最看重的一本医案集。因为它是我多年收集古今名医的奇妙之案，或者说，是我多年积累的读案笔记中的精品。杜甫有诗，"平生老夫好奇古"，聊可代表我读案时的心迹。

　　书中大部分案例可以说久蓄于心，说起来如数家珍。临床之际不时会浮现于脑，启迪我处方思路，提高疗效，获益良多。诚如程门雪所言："今日读此，虽觉无用武之地，他日遇见此症，则灵感自来……若非烂熟于胸中，安能应变于俄顷。"坦率地说，如果掌握了书中这些奇妙方略，治起病来，必能左右逢源，提高至一个新的境界。

　　今将这些散在的宝贵案例整理出来，如同将一盘零星珍珠，有序地穿联于一起，成为一串耀眼的项链，供世人把玩欣赏，应该说是一件很有意义的事，也算了我一桩多年心愿，且可作为蓝本指导弟子，确实开心。

　　为此要感谢本书责编张钢钢先生，是他的眼光促成本书的诞生。澳洲道友卓同年与我合作本书，弟子傅勇、杨杰、张泽梁、聂晨旭、李昊、车群、吴红丽、黄健华、史瑞锋、李新、金玉年等，参与本书的编著，做了很多具体工作，谨此一并致谢。

　　今年正好 70 岁，苍龙日暮还行雨，老树春深更著花。是为记。

丁酉上元佳节　张存悌　于沈阳天德门诊部